·中医临床辨证论治丛书·总主编 于致顺

# 脾胃病辨证

主 编 公维志

中国中医药出版社
·北 京·

图书在版编目（CIP）数据

脾胃病辨证/公维志主编 . —北京：中国中医药出版社，
2013.8（2023.11重印）
（中医临床辨证论治丛书）
ISBN 978 - 7 - 5132 - 1574 - 9

Ⅰ . ①脾…　Ⅱ . ①公…　Ⅲ . ①脾胃病 - 辨证论治
Ⅳ . ①R256. 3

中国版本图书馆 CIP 数据核字（2013）第 169004 号

中 国 中 医 药 出 版 社 出 版
北京经济技术开发区科创十三街31号院二区 8 号楼
邮政编码　100176
传真　010-64405721
三河市同力彩印有限公司印刷
各地新华书店经销

\*

开本 880 × 1230　1/32　印张 9.25　字数 206 千字
2013 年 8 月第 1 版　2023 年 11月第 10 次印刷
书　号　ISBN 978 - 7 - 5132 - 1574 - 9

\*

定价　30. 00 元
网址　www.cptcm. com

如有印装质量问题请与本社出版部调换（010-64405510）
版权专有　侵权必究
服务热线　010-64405510
购书热线　010-89535836
微商城网址　https://kdt.im/LIdUGr
官方微博　http://e.weibo.com/cptcm

# 《脾胃病辨证》
## 编委会

主　编　公维志
副主编　杨善军
主　审　于致顺
编　委　王　蕾　公维志　刘志伟
　　　　杨善军　郭玉怀

# 序

中医药学博大精深，整体观念和辨证论治为其精髓所在。面对其内涵深厚的理论体系，浩如烟海的典籍著作，临床实践中何谓"整体观念"，如何"辨证论治"，如何做到以不变应万变的"异病同治"，如何做到以万变应不变的"同病异治"，如何建立最接近临床实际的中医思维方式，如何认识和掌握"证"的实质？这些问题是中医药专业学生学习的最终目的，是中医药教育要解决的实际问题。

于致顺教授策划主持编写的《中医临床辨证论治丛书》，以中医理论为基础，一改以往"以病为纲"的传统思维方式和教材书写方式，从一种全新的视角阐释"证"与"病"的关系，以证为纲，横向比较相同证候的临床表现，以及在不同疾病中的治疗方法的"同"与"不同"，有机地整合了学生的学习内容，避免了传统教育中的重复，从根本上改变了目前中医著作千篇一律的叙述方式，是一次极有意义的创新。

《中医临床辨证论治丛书》包括《肝胆病辨证》、《六淫病辨证》、《脾胃病辨证》、《心肺肾病辨证》、《气血津液辨证》，共5本。丛书结构合理，内容翔实，具有系统性、科学性、合理性和创新性，便于课堂教学，利于学生学习，更有利于指导临床医生实际应用，对于培养具有创新性思维的高素质中医药人才，提高其动手能力具有一定的现实意义，对于中医临床的教学和研究也将起到一定的促进作用。

2011 年初春于哈尔滨

# 编写说明

　　《中医临床辨证论治丛书》是根据中国中医药出版社 2002 年出版的"普通高等教育'十五'国家级规划教材"、"新世纪全国高等中医院校规划教材"作为蓝本进行整理，共 5 册，本书是《脾胃病辨证》分册。

　　中医临床的特点是辨证施治，从中医的角度来看，有些证候其临床表现、舌苔、脉等基本相同，治疗也大致相同。例如内科很多疾病有肝郁气滞证，儿科、外科、妇科、耳鼻咽喉等科中的很多病证也有肝郁气滞证，并且其治疗方法和方药也大致相同。将不同科别的疾病的相同证候归纳对比，对中医学习者的临床辨治大有裨益。

　　脾脏和胃腑在正常情况时，维持着机体的正常生理活动，由于机体本身或周围环境等的变化，破坏了其正常活动，则产生各种病理状态，出现疾病状态。脾与胃相表里，可单独发病，但往往互相影响而同时发病，故合称脾胃病。其中也包括脾、胃与其他脏腑合病与并病，共计 8 章。全书以证为纲，横向比较相同证候在不同疾病中的治疗方法的异同，避免了重复，采用全新的叙述方式，更有利于临床实践。

　　本书第一章至第三章由杨善军主持编写，第四章至第八章由公维志主持编写。

本书在编写过程中，曾得到兄弟院校、本校针灸教研室、推拿教研室、临床各科室部分教师的大力协助。由于编者水平有限，本书中缺点和错误在所难免，欢迎批评指正，提出宝贵意见，以便不断总结经验，进一步修订提高。

《脾胃病辨证》编委会

2013 年 5 月

contents

# 目 录

# 第一章 脾胃病总论

中医脾胃病是指中医藏象学说中的脾脏和（或）胃腑发生变化而引起的疾病。脾脏和胃腑在正常情况时，维持着机体的正常生理活动，由于机体本身或周围环境等的变化破坏了其正常活动，故产生各种病理状态，出现疾病状态。脾与胃相表里，可单独发病，但往往互相影响而同时发病，故合称脾胃病。其中也包括脾、胃与其他脏腑合病与并病。

## 第一节 脾

脾脏位于中焦，在膈下，胃的左方。脾胃同居中焦，是人体对饮食物进行消化、吸收并输布其精微的主要脏器。脾气的运动特点是主升举。脾为太阴湿土，又主运化水液，故喜燥恶湿。

脾在体合肌肉而主四肢，在窍为口，其华在唇，主要生理功能是主运化，统摄血液。人出生之后，生命活动的继续和精气血津液的化生和充实均赖于脾胃运化的水谷精微，故称脾胃为"后天之本"。

脾在志为思，在液为涎。足太阴脾经与足阳明胃经相互络属于脾与胃。脾在五行属土，为阴中之至阴，与长夏之气相通应，旺于四时。

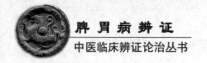

## 一、生理功能

### （一）主运化

脾主运化是指脾具有把饮食水谷转化为水谷精微（即谷精）和津液（即水精），并把水谷精微和津液吸收、转输到全身各脏腑的生理功能。这是整个饮食物代谢过程中的中心环节，也是后天维持人体生命活动的主要生理功能。

**1. 运化食物**

运化食物是指脾气促进食物的消化和吸收并转输其精微（谷精）的功能。食物经胃的受纳腐熟，被初步消化后，变为食糜，下送于小肠作进一步消化。食物的消化虽在胃和小肠中进行，但必须经脾气的推动、激发作用才能实现。由胃传入小肠的食糜，经脾气的作用进一步消化后，则分为清浊两部分。其精微部分，经脾气的激发作用由小肠吸收，再由脾气的转输作用输送到其他四脏，分别化为精、气、血、津液，内养五脏六腑，外养四肢百骸、皮毛筋肉。即《素问·玉机真藏论》所谓"脾为孤脏，中央土以溉四旁"。《素问·厥论》所谓"脾主为胃行其津液者也"。因此，脾气的运化功能健全，则能为化生精、气、血等提供充足的养料，脏腑、经络、四肢百骸以及筋肉皮毛等组织就能得到充足的营养而发挥正常的生理活动。若脾气的运化功能减退，称为脾失健运，也必然影响食物的消化和水谷精微的吸收而出现腹胀、便溏、食欲不振以至倦怠、消瘦等精气血生化不足的病变。

**2. 运化水液**

运化水液是指脾气的吸收转输水精、调节水液代谢的功能。脾气运化水液的功能主要表现为两个方面：一是将胃和小肠消化吸收的津液，即水精，以及大肠吸收的水液、由肾气的蒸化作用回收的水液，经脾气的转输作用上输于肺，再由肺的宣发肃降作用输布于全身，使"水精四布，五经并行"（《素问·经脉别论》）。二是在水液的代谢过程中起转输作用。肺为水之上源，肾为水之下源，而脾居中焦，为水液升降输布的枢纽。凡水液的上腾下达均赖于脾气的转输。脾气散精，将水精和部分谷精一同上输于肺，其中清纯部分经肺的宣发作用，输布于皮毛、肌腠和头面诸窍而润泽之；浓厚部分在肺的肃降作用下，下行濡润五脏六腑。输送到皮肤肌腠的津液被利用后可化汗排出体外。输送到脏腑的水精，被脏腑利用后化为浊液归肾或膀胱，经肾气的蒸化作用，浊中之清上升，经脾气之转输上达于肺，再次参与水液代谢；浊中之浊变为尿液排出体外。由于脾气在水液的升降布散运动中发挥着转输作用，使之上行下达，畅通无阻，从而维持了水液代谢的平衡。若脾气运化水液的功能失常，必然导致水液在体内停聚而产生水湿痰饮等病理产物，甚至导致水肿，故《素问·至真要大论》说："诸湿肿满，皆属于脾。"临床治疗此类病证，一般采用健脾燥湿和健脾利水之法。

运化食物和运化水液是脾主运化的两个方面，二者是同时进行的。饮食物是人类出生后所需营养的主要来源，是生成精、气、血、津液的主要物质基础，而饮食物的消化及其精微的吸收、转输都由脾所主。脾气不但将饮食物化为水谷精微，为化生精、气、血、津液提供充足的原料，而且能将水谷精微吸收并转输至全身，以营养五脏六腑、四肢百骸，使其发挥正常功能，并能充养先天之精，促进人体的生长发育，是维持人体生命活动的根本，故称为"后天之本"。脾为"后天之本"的理

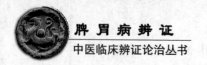

论对养生防病有着重要意义。在日常生活中注意保护脾胃，使脾气充实，运化功能健全，则正气充足，不易受到邪气的侵袭，即所谓"四季脾旺不受邪"（《金匮要略·脏腑经络先后病脉证》）。否则，脾气不健，气血亏虚，人体易病。所以元·李杲《脾胃论·脾胃盛衰论》说："百病皆由脾胃衰而生也。"

### （二）主统血

脾主统血是指脾气有统摄、控制血液在脉中正常运行而不溢出脉外的功能。明·薛己《薛氏医案》明确提出："心主血，肝藏血，脾能统摄于血。"清·沈明宗《张仲景金匮要略》也说："五脏六腑之血，全赖脾气统摄。"

脾气统摄血液的功能，实际上是气的固摄作用的体现。脾气是一身之气分布到脾脏的一部分，一身之气充足，脾气必然充盛；而脾气健运，一身之气自然充足。气足则能摄血，故脾统血与气摄血是统一的。脾气健旺，运化正常，气生有源，气足而固摄作用健全，血液则循脉运行而不溢出脉外。若脾气虚弱，运化无力，气生无源，气衰而固摄功能减退，血液失去统摄而导致出血。病理上，脾不统血与气不摄血的机理亦是一致的。只是由于脾气有升举的特性，并与肌肉有密切的关系，所以习惯上把下部和肌肉皮下出血，如便血、尿血、崩漏及肌衄等称为脾不统血，寓含血随气陷而下溢出血的病机在内。脾不统血由气虚所致，属虚性出血，一般出血色淡质稀，如为便血，可呈黑色柏油样，并有气虚见症。

## 二、生理特性

### （一）脾气主升

脾气主升是指脾气的运动特点以上升为主，具体表现为升清和升举内脏两方面生理作用。

**1. 升清**

"清"是指水谷精微等营养物质。脾主升清是指脾气的升动转输作用，将胃肠道吸收的水谷精微和水液上输于心、肺等脏，通过心、肺的作用化生气血，以营养濡润全身。若脾气虚衰或被湿浊所困，升动转输功能失常，则致水谷精微和水液的输布运行失常，气血的化生和输布障碍，各脏腑经络形体官窍因得不到精、气、血、津液的滋润、濡养和激发、推动作用而致功能不能正常发挥，因而出现各种各样的代谢失常的病变。

脾气的升清作用实际上是脾气运化功能的表现形式。脾主升清与胃主降浊是相对而言，二者相互为用，相反相成。"脾宜升则健，胃宜降则和"（清·叶桂《临证指南医案·脾胃门》），脾胃升降协调，共同完成饮食水谷的消化和水谷精微的吸收、转输。若脾气虚弱而不能升清，浊气亦不能下降，则上不得精气之滋养而见头目眩晕、精神疲惫；中有浊气停滞而见腹胀满闷；下有精气下流而见便溏、泄泻。正如《素问·阴阳应象大论》所说："清气在下，则生飧泄，浊气在上，则生䐜胀。"

**2. 升举内脏**

脾主升举内脏，是指脾气上升能起到维持内脏位置的相对稳定，防止其下垂的作用。脾气上升而胃气下降，升降协调平衡是维持脏器位置恒定不移的重要因素。由于脾气是主升的，因而脾气上升是防止内脏位置下垂的重要保证。若脾气虚弱，无力升举，反而下陷，可导致某些内脏下垂，如胃下垂、肾下垂、子宫脱垂（阴挺）、脱肛（直肠脱垂）等。临床治疗内脏下垂病证常采用健脾升陷的补中益气汤。"中气"是脾胃二气

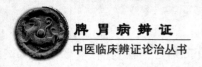
的合称，是升降协调的冲和之气，其气下陷主要责之脾气不升，故中气下陷也称为脾气下陷。

### （二）喜燥恶湿

喜燥恶湿是脾的生理特性之一，与胃的喜润恶燥相对而言。脾之所以有喜燥恶湿的特性，是与其运化水液的生理功能分不开的。脾气健旺，运化水液功能发挥正常，水精四布，自然无痰饮水湿的停聚。然脾气升动，才能将水液上输于肺，即所谓"脾气散精，上输于肺"，而脾气升运的条件之一就是脾体干燥而不被痰饮水湿所困，如清·吴达《医学求是》所说："脾燥则升。"若脾气虚衰，运化水液的功能障碍，痰饮水湿内生，即所谓"脾生湿"；水湿产生之后，又反过来困遏脾气，致使脾气不升，脾阳不振，称为"湿困脾"。外在湿邪侵入人体，困遏脾气，致脾气不得上升，也称为"湿困脾"。由于内湿、外湿皆易困遏脾气，致使脾气不升，影响正常功能的发挥，故脾欲求干燥清爽，即所谓"脾喜燥而恶湿"。临床上对脾生湿、湿困脾的病证，一般采取健脾与利湿同治，所谓"治湿不治脾，非其治也"。

据以上两个生理特性可以推测，脾气下陷的病机主要有二：一是脾气虚衰，无力升举，又称为中气下陷，当健脾益气治之；二是脾气被湿所困，不得上升反而下陷，治当除湿与健脾兼用。

## 三、与形、窍、志、液、四时的关系

### （一）在体合肉，主四肢

脾在体合肉，是指脾气的运化功能与肌肉的壮实及其功能发挥之间有着密切的联系，如《素问·痿论》说："脾主身之肌肉。"全身的肌肉都有赖于脾胃运化的水谷精微及津液的营养滋润，才能壮实丰满，并发挥其收缩、运动的功能。正如张志聪注释《素问·五脏生成》所说："脾主运化水谷之精，以生养肌肉，故主肉。"脾胃的运化功能失常，水谷精微及津液的生成和转输障碍，肌肉得不到水谷精微及津液的营养和滋润必致瘦削，软弱无力，甚至痿废不用。健脾胃、生精气是治疗痿证的基本原则，《素问·痿论》称为"治痿独取阳明"。四肢与躯干相对而言是人体之末，故又称"四末"。人体的四肢同样需要脾胃运化的水谷精微及津液的营养和滋润，以维持其正常的生理活动，故称"脾主四肢"。脾气健运，则四肢的营养充足，活动轻劲有力；若脾失健运，转输无力，则四肢的营养缺乏，可见倦怠无力，甚或痿废不用。所以《素问·太阴阳明论》说："四肢皆禀气于胃，而不得至经，必因于脾，乃得禀也。今脾病不能为胃行其津液，四肢不得禀水谷气，气日以衰，脉道不利，筋骨肌肉皆无气以生，故不用焉。"即是说明四肢的功能正常与否与脾气的运化和升清功能是否健旺密切相关。

### （二）在窍为口，其华在唇

脾开窍于口，是指人的食欲、口味与脾的运化功能密切相关。口腔在消化道的最上端，主接纳和咀嚼食物。食物经咀嚼后，便于胃的受纳和腐熟。脾的经脉"连舌本，散舌下"，舌又主司味觉，所以食欲和口味都可反映脾的运化功能是否正常。脾气健旺，则食欲旺盛，口味正常，如《灵枢·脉度》说："脾气通于口，脾和则口能知五谷矣。"若脾失健运，湿浊内生，则见食欲不振，口味异常，如口淡乏味、口腻、口甜等。

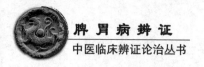

脾之华在唇,是指口唇的色泽可以反映脾气功能的盛衰。如《素问·五脏生成》说:"脾之合,肉也;其荣,唇也。"《灵枢·五阅五使》说:"口唇者,脾之官也。"脾气健旺,气血充足则口唇红润光泽;脾失健运则气血衰少,口唇淡白不泽。

### (三)在志为思

脾在志为思是指脾的生理功能与思志相关。思即思虑,属人体的情志活动或心理活动的一种形式,与思维、思考等概念有别。思虽为脾志,但与心神有关,故有"思出于心,而脾应之"之说。正常限度内的思虑是人人皆有的情志活动,对机体并无不良影响。但思虑过度,或所思不遂,则会影响机体正常的生理活动,并且主要影响气的运动,导致气滞或气结。从影响脏腑的生理功能来说,思虑太过,最易妨碍脾气的运化功能,致使脾胃之气结滞,脾气不能升清,胃气不能降浊,因而出现不思饮食、脘腹胀闷、头目眩晕等症。

### (四)在液为涎

涎为口津,即唾液中较清稀的部分,由脾精、脾气化生并转输布散,故说"脾在液为涎"。涎具有保护口腔黏膜、润泽口腔的作用,在进食时分泌旺盛,以助谷食的咀嚼和消化,故有"涎出于脾而溢于胃"之说。在正常情况下,脾精、脾气充足,涎液化生适量,上行于口而不溢于口外。若脾胃不和,或脾气不摄,则导致涎液化生异常增多,可见口涎自出。若脾精不足,津液不充,或脾气失却推动激发之能,则见涎液分泌量少,口干舌燥。

### (五)与长夏之气相通应

五脏应四时,脾与四时之外的"长夏"(夏至至处暑)相通应。长夏之季,气候炎热,雨水较多,天阳下迫,地气上腾，湿为热蒸，酝酿生化，万物华实，合于土生万物之象，而人体的脾主运化，化生精、气、血、津液，以奉生身，类于"土爱稼穑"之理，故脾与长夏，同气相求而相通应。长夏之湿虽主生化，而湿之太过，反困其脾，使脾运不展。故至夏秋之交，脾弱者易为湿伤，诸多湿病由此而起。又因时逢炎夏，湿与热兼，湿热交相为病，多见身热不扬、肢体困重、脘闷不舒、纳呆泄泻等湿热交结不解的症状。治疗应因时制宜，除湿而热自退，所谓"湿去热孤"之法。

此外，又有"脾主四时"之说。如《素问·太阴阳明论》说："脾者土也，治中央，常以四时长四脏，各十八日寄治，不得独主于时也。"提出脾主四季之末的各十八日，表明四时之中皆有土气，而脾不独主一时。人体生命活动的维持依赖脾胃所化生的水谷精微和津液的充养；心、肺、肝、肾的生理功能，皆赖脾气及其化生的精微物质的支撑。脾气的运化功能正常，则四脏得养，功能正常发挥，人体康健，不易得病，有病也易于康复。这即是脾主四时的意义所在。

# 第二节　胃

胃是机体对饮食物进行消化吸收的重要脏器，主受纳腐熟水谷，有"太仓"、"水谷之海"之称。胃与脾同居中焦，"以膜相连"，由足阳明胃经与足太阴脾经相互络属，构成表里关系。胃与脾在五行中皆属土：胃为阳明燥土，属阳；脾为太阴湿土，属阴。

胃位于腹腔上部，上连食道，下通小肠。胃腔称为胃脘，分为上、中、下三部：胃的上部为上脘，包括贲门；胃的下部

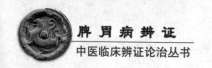

为下脘，包括幽门；上下脘之间的部分称为中脘。贲门上连食道，幽门下通小肠，是饮食物出入胃腑的通道。胃的主要生理功能是主受纳和腐熟水谷，生理特性是主通降和喜润恶燥。

## 一、生理功能

### 1. 主受纳水谷

胃主受纳水谷是指胃气具有接受和容纳饮食水谷的作用。饮食入口，经过食管（咽）进入胃中，在胃气的通降作用下，由胃接受和容纳，暂存于其中，故胃有"太仓"、"水谷之海"之称。机体精、气、血、津液的化生都依赖于饮食物中的营养物质，故胃又有"水谷气血之海"之称。胃气的受纳水谷功能，既是其主腐熟功能的基础，也是饮食物消化吸收的基础。因此，胃气的受纳功能对于人体的生命活动十分重要。胃气受纳水谷功能的强弱，可以通过食欲和饮食多少反映出来。

### 2. 主腐熟水谷

胃主腐熟水谷是指胃气将饮食物初步消化，并形成食糜的作用。容纳于胃中的饮食物，经过胃气的磨化和腐熟作用后，精微物质被吸收，并由脾气转输而营养全身，未被消化的食糜则下传于小肠作进一步消化。

胃气的受纳、腐熟水谷功能，必须与脾气的运化功能相互配合，纳运协调才能将水谷化为精微，进而化生精、气、血、津液，供养全身。

## 二、生理特性

### 1. 主通降

胃主通降是指胃气宜保持通畅下降的运动趋势。胃气的通降作用主要体现于饮食物的消化和糟粕的排泄过程中：①饮食物入胃，胃容纳而不拒之；②经胃气的腐熟作用而形成的食糜，下传小肠作进一步消化；③食物残渣下移大肠，燥化后形成粪便；④粪便有节制地排出体外。藏象学说以脾胃之气的升降运动来概括整个消化系统的生理功能。脾宜升则健，胃宜降则和，脾升胃降协调，共同促进饮食物的消化吸收。

胃主通降是降浊，降浊是受纳的前提条件。所以胃失通降，则会出现纳呆脘闷、胃脘胀满或疼痛、大便秘结等胃失和降之症。若胃气不降反而上逆，则出现恶心、呕吐、呃逆、嗳气等胃气上逆之候。脾胃居中，为人体气机升降的枢纽。胃气通降与脾气升举相互为用，胃失和降与脾气不升也可相互影响。胃失和降不仅影响六腑的通降，还会影响全身气机的升降，从而出现各种病理变化。如《素问·逆调论》即有"胃不和则卧不安"之论。

**2. 喜润恶燥**

胃喜润恶燥是指胃当保持充足的津液，以利于饮食物的受纳和腐熟。胃的受纳腐熟不仅依赖胃气的推动和蒸化，亦需胃中津液的濡润。胃中津液充足，则能维持其受纳腐熟的功能和通降下行的特性。胃为阳土，喜润而恶燥，故其病易成燥热之害，胃中津液每多受损。所以在治疗胃病时，要注意保护胃中津液。即使必用苦寒泻下之剂，也应中病即止，以祛除实热燥结为度，不可妄施，以免化燥伤阴。

胃气是中医学一个涵义较广的概念。综观历代医家的有关认识，胃气的涵义主要归纳为以下四点：

一是指推动胃或胃肠道的运动以发挥受纳腐熟水谷功能的一类精微物质，是一身之气分布到胃的部分，属脏腑之气之

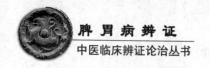
一。胃气有受纳腐熟水谷的功能，又有以降为顺、以通为用的特性。胃气的通降，保证了饮食水谷的初步消化和食糜的按时下传，为其进一步消化吸收奠定了基础。

二是脾气与胃气又合称为"中气"，可以推动和调控整个胃肠道的运动，以使饮食物消化及精微物质的吸收转输。此气的强弱影响到整个消化系统的功能，直接关系到整个机体的营养来源。因而此气的盛衰有无，关系到人体生命活动的强弱及生命的存亡。在临床治病过程中，要时刻注意保护此脾胃之气，处方用药应切记"勿伤胃气"。否则，胃气衰败，则百药难施。

三是指水谷之气，即水谷之精化生的气，简称谷气。谷气是一身之气的重要组成部分，谷气充足，五脏之气自然充实。故有"胃气强则五脏俱盛，胃气弱则五脏俱衰"之论，又有"胃为五脏之本"之说。谷气充盛，随脉运行，则脉反映出从容和缓之象，所谓脉有"胃气"。有胃气之脉以和缓有力、节律一致为特点。脉中胃气的强弱有无，对推断病情的进退和生命的存亡有重要意义，故《素问·平人气象论》说："人以水谷为本，故人绝水谷则死，脉无胃气亦死。"

四是指一身之气或正气。在认识了谷气和脾胃二气的功能对人体生命活动的重要意义的基础上，某些古代医家如元·李杲、明·张介宾等将其升格为一身之气或正气。

# 第二章 脾 病

## 第一节 脾气虚证

脾气虚证是指脾气不足，运化失职，以食少、腹胀、便溏及气虚症状为主要表现的虚弱证候。

【临床表现】不欲食，脘腹胀满，食后胀甚，或大便溏稀，肢体倦怠，神疲乏力，少气懒言，形体消瘦，或肥胖、浮肿，面色淡黄或萎黄。舌淡，苔白，脉缓或弱。

【证机概要】本证多因寒湿侵袭，饮食不节，或劳倦过度，或忧思日久，吐泻太过，损伤脾土，或禀赋不足，素体虚弱，或年老体衰，或大病初愈，调养失慎等所致。

脾主运化，脾气虚弱，健运失职，输精、散精无力，水湿不运，故见食欲不振，进食量少，脘腹胀满；食后脾气愈困，故腹胀愈甚；饥饿之时，脾气更乏，中虚气滞，故饥饿时饱胀；脾虚失运，清浊不分，水湿下注肠道，则见大便稀溏；脾气虚，气血化生不足，脏腑功能衰退，故神疲乏力，少气懒言；脾为气血生化之源，脾虚化源不足，不能充达肢体、肌肉，故肢体倦怠，形体消瘦；气血不能上荣于面，故面色淡黄或萎黄；若脾气虚弱，水湿不运，泛溢肌肤，则可见形体肥胖，或肢体浮肿。舌淡苔白、脉缓或弱为脾气虚弱之征。

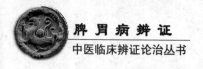

本证以食少、腹胀、便溏与气虚症状共见为辨证的主要依据。

脾气虚除影响脾胃功能外，还可以影响其他器官的功能。

### 1. 泄泻（脾虚泻）

泄泻是以大便次数增多、粪质稀薄或如水样为特征的一种小儿常见病。本病一年四季均可发生，以夏秋季节发病率为高，不同季节发生的泄泻，证候表现有所不同。

《中医儿科学》分为常证（实热泻、风寒泻、伤食泻、脾虚泻和脾肾阳虚泻）和变证（气阴两伤和阴竭阳脱）。

《中医内科学》分为暴泻（寒湿内盛、湿热上冲和食滞肠胃）和久泻（脾胃虚弱、肾阳虚衰和肝气乘脾）。

【临床表现】病程日久，大便稀溏，色淡不臭，多于食后作泻，时轻时重，面色萎黄，形体消瘦，神疲倦怠，舌淡苔白，脉缓弱，指纹淡。偏脾气虚者面色萎黄，形体消瘦，神疲倦怠；偏脾阳虚者大便清稀无臭，神萎面白，肢体欠温。

【证机概要】暴泻失治，迁延日久，损伤脾气。

【治法】健脾益气，助运止泻。

【方药】参苓白术散加减。

方中党参、白术、茯苓、甘草补脾益气；山药、莲子肉、白扁豆、薏苡仁健脾化湿；砂仁、桔梗理气和胃。

胃纳呆滞，舌苔腻，加藿香、苍术、陈皮、焦山楂以芳香化湿，消食助运；腹胀不舒，加木香、乌药理气消胀；腹冷舌淡，大便夹不消化物，加炮姜以温中散寒，暖脾助运；久泻不止、内无积滞者，加煨益智仁、肉豆蔻、石榴皮以温脾固涩止泻。

**2. 厌食症（脾气虚）**

厌食是小儿时期的一种常见病证，临床以较长时间厌恶进食、食量减少为特征。

《中医儿科学》分为脾失健运、脾胃气虚和脾胃阴虚。

【临床表现】厌食初期，食欲不振，厌恶进食，食而乏味，或伴胸脘痞闷，嗳气泛恶，大便不调，偶尔多食后则脘腹饱胀，形体尚可，精神正常。舌淡红，苔薄白或薄腻，脉尚有力。

【证机概要】病情迁延，损伤脾气。

【治法】调和脾胃，运脾开胃。

【方药】不换金正气散加减。

方中苍术燥湿运脾；陈皮、枳壳、藿香理气醒脾和中；神曲、炒麦芽、焦山楂消食开胃。

脘腹胀满，加木香、厚朴、莱菔子理气宽中；舌苔白腻，加半夏、佩兰燥湿醒脾；暑湿困阻，加荷叶、白扁豆花消暑化湿；嗳气泛恶，加半夏、竹茹和胃降逆；大便偏干，加枳实、莱菔子导滞通便；大便偏稀，加山药、薏苡仁健脾祛湿。

**3. 消渴——中消（气阴亏虚）**

消渴是以多饮、多食、多尿、乏力、消瘦，或尿有甜味为主要临床表现的一种疾病。

根据消渴病的临床特征，主要是指西医学的糖尿病。如尿崩症因具有多尿、烦渴的临床特点，与消渴病亦有某些相似之处，可参考本节辨证论治。

《中医内科学》分为上消（肺热伤津）、中消（胃热炽盛、气阴亏虚）和下消（肾阴亏虚、阴阳两虚）。

【临床表现】口渴引饮，能食与便溏并见，或饮食减少，

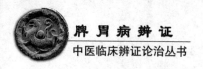
精神不振，四肢乏力。舌质淡，苔白而干，脉弱。

【证机概要】气阴不足，脾失健运。

【治法】益气健脾，生津止渴。

【方药】七味白术散加减。

本方益气健脾生津，适用于消渴之津气亏虚者，《医宗金鉴》等书将本方列为治消渴的常用方之一，并可合生脉散益气生津止渴。

方中黄芪、党参、白术、茯苓、怀山药、甘草益气健脾；木香、藿香醒脾行气；葛根升清生津；天冬、麦冬养阴生津。

肺有燥热，加地骨皮、知母、黄芩清肺润燥；口渴明显，加天花粉、生地养阴生津；气短汗多，加五味子、山萸肉敛气生津；食少腹胀，加砂仁、鸡内金健脾助运。

### 4. 内伤发热（气虚发热）

凡是不因感受外邪所导致的发热，均属内伤发热的范畴。西医学所称的功能性低热、肿瘤、血液病、结缔组织疾病、内分泌疾病及部分慢性感染性疾病所引起的发热和某些原因不明的发热，具有内伤发热的临床表现时，均可参照本节辨证论治。

《中医内科学》分为阴虚发热、血虚发热、气虚发热、阳虚发热、气郁发热、痰湿郁热和血瘀发热等证。

【临床表现】发热，热势或低或高，常在劳累后发作或加剧，倦怠乏力，气短懒言，自汗，易于感冒，食少便溏。舌质淡，苔薄白，脉细弱。

【证机概要】中气不足，阴火内生。

【治法】益气健脾，甘温除热。

【方药】补中益气汤加减。

本方具有益气升阳、调补脾胃的功效，适用于气虚发热证，是甘温除热的代表方剂。

方中黄芪、党参、白术、甘草益气健脾；当归养血活血；陈皮理气和胃；升麻、柴胡既能升举清阳，又能透邪泄热。

自汗较多者，加牡蛎、浮小麦、糯稻根固表敛汗；时冷时热、汗出恶风者，加桂枝、芍药调和营卫；脾虚夹湿，见胸闷脘痞、舌苔白腻者，加苍术、茯苓、厚朴健脾燥湿。

### 5. 虚劳（脾气虚）

虚劳又称虚损，是以脏腑亏损、气血阴阳虚衰、久虚不复成劳为主要病机，以五脏虚证为主要临床表现的多种慢性虚弱证候的总称。虚劳涉及的内容很广，可以说是中医内科中范围最广的一个病证。凡属多种慢性虚弱性疾病发展至严重阶段，以脏腑气血阴阳亏损为主要表现的病证，均属于本病证的范围。

西医学中多个系统的多种慢性消耗性和功能衰退性疾病，出现类似虚劳的临床表现时，均可参照本节辨证论治。

《中医内科学》分为气虚（肺气虚、心气虚、脾气虚、肾气虚）、血虚（心血虚、肝血虚）、阴虚（肺阴虚、心阴虚、脾胃阴虚、肝阴虚、肾阴虚）和阳虚（心阳虚、脾阳虚、肾阳虚）等证。

【临床表现】气虚表现：面色㿠白或萎黄，气短懒言，语声低微，头昏神疲，肢体无力，舌苔淡白，脉细软弱。脾气虚则饮食减少，食后胃脘不舒，倦怠乏力，大便溏薄，面色萎黄。

【证机概要】脾虚失健，生化乏源。

【治法】健脾益气。

【代表方】加味四君子汤加减。

本方益气健脾除湿，适用于脾气亏虚而夹湿者。

方中人参、黄芪、白术、甘草益气健脾；茯苓、白扁豆健脾除湿。

胃失和降而兼见胃脘胀满、嗳气呕吐者，加陈皮、半夏和胃理气降逆；食少运迟而兼脘闷腹胀、嗳气、苔腻者，加神曲、麦芽、山楂、鸡内金消食健胃；气虚及阳、脾阳渐虚而兼见腹痛即泻、手足欠温者，加肉桂、炮姜温中散寒。

若中气不足、气虚下陷、脘腹坠胀、气短脱肛者，可改用补中益气汤补气升陷。

### 6. 脐痈（脾气虚弱）

脐痈是生于脐部的急性化脓性疾病。其特点是初起脐部微肿，渐大如瓜，溃后脓稠无臭则易敛，脓水臭秽则成漏。相当于西医学的脐炎，或脐肠管异常、脐尿管异常继发感染。

《中医外科学》将脐痈归属于痈（颈痈、腋痈、脐痈、委中痈）的范围，分为湿热火毒证和脾气虚弱两证。

【临床表现】溃后脓出臭秽，或夹有粪汁，或排出尿液，或脐部胬肉外翻，久不收敛；伴面色萎黄，肢软乏力，纳呆，便溏。舌苔薄，脉濡。

【证机概要】病久伤脾，脾气不足。

【治法】健脾益气。

【方药】四君子汤加减。

### 7. 带下过多（脾虚）

带下过多是指带下量明显增多，色、质、气味异常，或伴有局部及全身症状者。西医学的各类阴道炎、宫颈炎、盆腔

炎、内分泌功能失调（尤其是雌激素水平偏高）等疾病引起
的阴道分泌物异常与中医学带下过多的临床表现相类似时，可
参考本节辨证论治。

《中医妇科学》分为脾虚、肾阳虚、阴虚夹湿、湿热下注
和热毒蕴结证。

【临床表现】带下量多，色白或淡黄，质稀薄，或如涕如
唾，绵绵不断，无臭；面色㿠白或萎黄，四肢倦怠，脘胁不
舒，纳少便溏，或四肢浮肿。舌淡胖，苔白或腻，脉细缓。

【证机概要】脾气虚弱，运化失司，湿邪下注，损伤任
带，使任脉不固，带脉失约。

【治法】健脾益气，升阳除湿。

【方药】完带汤。

原方治"终年累月下流白物，如涕如唾，不能禁止，甚
则臭秽者，所谓白带也"。

方中人参、白术、淮山药、甘草益气健脾，白术重在健脾
阳，淮山药重在健脾阴，各药协同为君；苍术、陈皮燥湿健
脾，行气和胃；白芍柔肝，轻用柴胡稍佐疏肝解郁，并升阳除
湿；黑荆芥入血分，祛风胜湿；车前子利水渗湿。本方为脾、
胃、肝三经同治之方，寓补于散之内，寄消于升之中，重在一
个"湿"字，其补、散、升、消都是为湿邪开路，补虚而不
滞邪，以达健脾益气、升阳除湿止带之效。

若气虚重者，加黄芪；兼肾虚腰酸者，加杜仲、续断、菟
丝子；寒凝腹痛者，加香附、艾叶；纳呆，加砂仁、厚朴；带
多日久、滑脱不止者，加固涩止带药，如金樱子、芡实、乌贼
骨、白果之类。

若脾虚湿蕴化热，症见带下量多，色黄，黏稠，有臭味

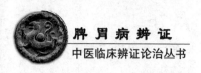

者，治宜健脾祛湿，清热止带，方用易黄汤。方中山药、芡实健脾化湿；白果补任固涩止带；车前子利水渗湿；黄柏清热燥湿，使热去湿化，带自止。

**8. 上胞下垂（脾虚气弱）**

上胞下垂是指上胞肌乏力不能开，以致睑裂变窄，掩盖部分或全部瞳神而影响视瞻的眼病。本病相当于西医学的上睑下垂。

《中医眼科学》分为先天不足、脾虚气弱和风痰阻络证。

【临床表现】上胞提举乏力，掩及瞳神，晨起或休息后减轻，午后或劳累后加重；严重者，眼珠转动不灵，视一为二；全身常伴有神疲乏力、食欲不振、甚至吞咽困难等。舌淡苔薄，脉弱。

【证机概要】脾虚气弱，清阳不升，胞举无力。

【治法】升阳益气。

【方药】补中益气汤加减。

方中重用黄芪以增补气升阳之功；若神疲乏力、食欲不振者，加山药、白扁豆、莲子肉、砂仁以益气温中健脾。

**9. 圆翳内障（脾气虚弱）**

圆翳内障是指随年龄增长而晶珠逐渐混浊、视力缓慢下降，终致失明的眼病。相当于西医学的老年性白内障。

《中医眼科学》分为肝热上扰、肝肾不足和脾气虚弱证。

【临床表现】视物模糊，视力缓降，或见晶珠混浊，视近尚明而视远模糊等；伴面色萎黄，少气懒言，肢体倦怠。舌淡，苔白，脉缓弱。

【证机概要】脾虚运化失健，水谷精微不能上营晶珠，或脾虚水湿不运，上犯晶珠。

【治法】益气健脾，利水渗湿。

【方药】四君子汤加减。

若大便稀溏者，宜加薏苡仁、白扁豆、车前子以利水渗湿；纳差食少者，加山药、神曲、鸡内金、薏苡仁等以补脾和胃渗湿。

### 10. 鼻渊（脾气虚弱）

鼻渊是指以鼻流浊涕、量多不止为主要特征的鼻病。西医学的鼻窦炎症性疾病可参考本病进行辨证施治。

《中医耳鼻咽喉科学》分为肺经风热、胆腑郁热、脾胃湿热、肺气虚寒和脾气虚弱证。

【临床表现】鼻涕白黏或黄稠，量多，嗅觉减退，鼻塞较重，食少纳呆，腹胀便溏，肢困乏力，面色萎黄，头昏重，或头闷胀。舌淡胖，苔薄白，脉细弱。检查见鼻黏膜淡红，中鼻甲肥大或息肉样变，中鼻道、嗅沟或鼻底见有黏性或脓性分泌物。

【证机概要】脾气虚弱，健运失职，湿浊上犯，停聚鼻窍。

【治法】健脾利湿，益气通窍。

【方药】参苓白术散加减。

方中人参、白术、茯苓、甘草共为四君子汤，以补脾益气；山药、白扁豆、薏苡仁、砂仁健脾渗湿，芳香醒脾；桔梗开宣肺气，祛痰排脓。

若鼻涕浓稠量多者，可酌加陈皮、半夏、枳壳、瓜蒌等；若鼻塞甚者，可酌加苍耳子、辛夷花；若涕中带血者，可酌加白茅根、仙鹤草等。

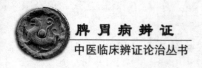

### 11. 鼻槁（脾气虚弱）

鼻槁是指以鼻内干焦、黏膜萎缩，甚或鼻腔宽大为特征的慢性鼻病。西医学的干燥性鼻炎、萎缩性鼻炎等病可参考本病进行辨证论治。

《中医耳鼻咽喉科学》将鼻槁分为燥邪犯肺、肺肾阴虚和脾气虚弱证。

【临床表现】鼻内干燥，鼻涕黄绿腥臭，头痛头昏，嗅觉减退，常伴纳差腹胀，倦怠乏力，面色萎黄，唇舌色淡，脉缓弱。检查见鼻黏膜色淡，干萎较甚，鼻腔宽大，涕痂积留。

【证机概要】脾胃虚弱，气血生化不足，水谷精微不能上输，鼻失滋养。

【治法】健脾益气，祛湿化浊。

【方药】补中益气汤加减。

本方健脾益气，升清降浊。

鼻涕黄绿腥臭、痂皮多者，加薏苡仁、土茯苓、鱼腥草以清热祛湿化浊；纳差腹胀，加砂仁、麦芽助脾运化。

本病属慢性疾患，若久病不愈，则易夹瘀，故根据"瘀血不去，新血不生"的理论，可在辨证用药时，酌加活血化瘀之品，如丹参、当归尾、鸡血藤、桃仁、红花、赤芍、水蛭、穿山甲、土鳖虫之类，以助活血通络，化瘀生肌；嗅觉不灵者，可选加辛夷花、苍耳子、鹅不食草、薄荷等以宣发肺气，芳香通窍；涕、痂腥秽者，可加藿香、佩兰芳香化浊。

### 12. 耳眩晕（脾气虚弱）

耳眩晕是指由耳窍病变所引起的以头晕目眩、如坐舟车、天旋地转为主要特征的疾病。西医学的内耳疾病所引起的眩晕，如梅尼埃病、良性阵发性位置性眩晕、前庭神经炎、药物中毒性眩晕、迷路炎等均可参考本病进行辨证施治。

《中医耳鼻咽喉科学》将耳眩晕分为风邪外袭、痰浊中阻、肝阳上亢、寒水上泛、髓海不足和脾气虚弱证。

【临床表现】眩晕时发，每遇劳累时发作或加重，可伴耳鸣、耳聋，面色苍白，唇甲不华，少气懒言，倦怠乏力，食少便溏。舌质淡，脉细弱。

【证机概要】脾气虚弱，气血生化不足，清窍失养。

【治法】补益气血，健脾安神。

【方药】归脾汤加减。

方中党参、黄芪、炙甘草健脾益气；茯苓、白术健脾祛湿；当归、龙眼肉、酸枣仁养血安神；配少量木香理气，使补而不滞；生姜、大枣调和营卫。

若血虚较明显，可选加枸杞子、何首乌、熟地、白芍等以加强养血之力；以气虚为主、中气下陷者，可用补中益气汤以益气升阳。

# 小　　结

## （一）脾气虚涉及的病证

脾气虚涉及的病证有脾虚的泻泄、脾气虚的厌食症、气阴亏虚的消渴中消、气虚发热的内伤发热、脾虚的带下过多，以及脾气虚弱之虚劳、脐痈、上胞下垂、圆翳内障、鼻渊、鼻槁、耳眩晕等。

## （二）临床表现

### 1. 主症

脾虚泻、厌食症、内伤发热、脐痈、带下过多、上胞下垂、圆翳内障、脾气虚弱、鼻渊、鼻槁、耳眩晕等。消渴则口

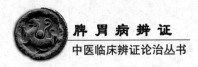

渴引饮、虚劳则饮食减少，食后胃脘不舒。

**2. 兼症**

兼症是脾虚共有的症状，表现为饮食减少、便溏、精神不振、四肢乏力、面色萎黄或㿠白、形体消瘦、神疲倦怠、气短懒言、食欲不振，甚至吞咽困难、自汗，易于感冒。或有脘胁不舒，胸脘痞闷，嗳气泛恶，大便不调，四肢浮肿，头昏重或头闷胀等。

### （三）舌象与脉象

**1. 舌象**

舌质淡或淡红、淡胖，唇舌色淡。

**2. 脉象**

脉弱、缓弱、细弱、细软弱、濡、细缓、缓弱等，指纹淡。

### （四）代表方

四君子汤、参苓白术散及其附方七味白术散、补中益气汤、生脉散都是补益剂中的补气方。归脾汤则是补血方。

**1. 四君子汤**

功用：益气健脾。

主治：脾胃气虚证。此方是治疗脾胃气虚的基础方，后世众多补脾益气的方剂，多从此方衍化而来。

现代应用：本方常用于慢性胃炎、胃及十二指肠溃疡等属脾气虚者。本节用于脾气虚弱的脐痛和圆翳内障；脾气虚的虚劳用加味四君子汤，是在四君子汤中加茯苓、白扁豆。兼见胃脘胀满，嗳气呕吐者，加陈皮、半夏；兼脘闷腹胀，嗳气，苔腻者，加神曲、麦芽、山楂、鸡内金；气虚及阳，脾阳渐虚加肉桂、炮姜。脾气虚弱的圆翳内障在四君子汤的基础上，大便稀溏者，加薏苡仁、白扁豆、车前子；纳差食少者，加山药、神曲、鸡内金、薏苡仁等。

**2. 参苓白术散**

参苓白术散为四君子汤加莲子肉、薏苡仁、缩砂仁、桔梗、白扁豆和山药。

功用：益气健脾，渗湿止泻。

主治：脾虚湿盛者。

现代应用：本方常用于慢性胃肠炎、贫血、慢性支气管炎、慢性肾炎以及妇女带下等属脾虚湿盛者。本节用于脾虚泻及脾气虚弱的鼻渊。

其附方七味白术散，为四君子汤加藿香叶、木香、葛根。功用：健脾益气，和胃生津。主治：脾胃虚弱，阴虚内热证。

**3. 补中益气汤**

补中益气汤为四君子汤去茯苓，加黄芪、当归、陈皮、升麻、柴胡。

功用：补中益气，升阳举陷。

主治：脾虚内陷证和气虚发热证。

现代应用：常用于内脏下垂、久泻、久痢、脱肛、重症肌无力、乳糜尿、慢性肝炎等；妇科的子宫脱垂、妊娠及产后癃闭、胎动不安、月经过多；眼科的眼睑下垂、麻痹性斜视等属脾胃气虚或中气下陷者。本节用于气虚发热、脾虚气弱的上胞下垂及脾气虚弱的鼻槁。

参苓白术散与四君子汤均有益气健脾的作用，但四君子汤以补气为主，是治疗脾胃虚弱的基础方。参苓白术散兼有渗湿行气的作用，并能护肺，是治疗脾虚湿盛的常用方剂。补中益气汤为四君子汤去渗湿的茯苓，加黄芪，除有补中益气外，还

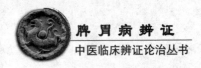

加用升麻、柴胡等，则重在升阳举陷。

**4. 生脉散**

生脉散由人参、麦冬、五味子组成。

功用：益气生津，敛阴止汗。

主治：合七味白术散用治气阴亏虚的消渴之中消证。

**5. 归脾汤**

功用：益气补血，健脾养心。

主治：心脾气血两虚证和脾不统血证。用于脾气虚弱、气血生化不足、清窍失养的耳眩晕。

**6. 其他**

此外还有不换金正气散，能调和脾胃，运脾开胃，用于脾气虚的厌食症。完带汤具有健脾益气、升阳除湿的作用，治疗脾虚的带下过多。

# 第二节　脾虚气陷证

脾虚气陷证是指脾气虚弱，中气下陷，以脘腹重坠、内脏下垂及气虚症状为主要表现的虚弱证候，又称脾（中）气下陷证。

【临床表现】脘腹重坠作胀，食后益甚，或便意频数，肛门重坠，或久泄不止，甚或脱肛，或小便浑浊如米泔，或内脏、子宫下垂，气短懒言，神疲乏力，头晕目眩，面白无华，食少，便溏。舌淡苔白，脉缓或弱。

【证机概要】本证多由脾气虚进一步发展，或因久泄久痢，或劳累太过，或妇女孕产过多，产后失于调护等损伤脾气、清阳下陷所致。

脾气主升，能升发清阳，举托内脏。脾气虚衰，升举无力，气坠于下，故脘腹重坠作胀，食后更甚；中气下陷，内脏失于举托，故便意频数，肛门重坠，或久泄不止，甚或脱肛，或子宫下垂，或胃、肝、肾等脏器下垂；脾主散精，精微不能正常输布，清浊不分，反注膀胱，故小便浑浊如米泔；清阳不升，头目失养，故头晕目眩；脾气虚弱，健运失职，故食少，便溏；化源亏乏，气血津液不能输布全身，脏腑功能减退，故见气短懒言，神疲乏力，面白无华，舌淡白，脉缓或弱。

本证以脘腹重坠、内脏下垂与气虚症状共见为辨证的主要依据。

**1. 脱肛（脾虚气陷）**

脱肛是直肠黏膜、肛管、直肠全层和部分乙状结肠向下移位而脱出肛门外的一种疾病，相当于西医的直肠脱垂。

《中医外科学》将脱肛分为脾虚气陷和湿热下注两证。

【临床表现】便时肛内肿物脱出，轻重程度不一，色淡红；伴有肛门坠胀，大便带血，神疲乏力，食欲不振，甚则头昏耳鸣，腰膝酸软。舌淡，苔薄白，脉细弱。

【证机概要】脾气不足，中气下陷。

【治法】补气升提，收敛固涩。

【方药】补中益气汤加减。脱垂较重而不能自行还纳者，宜重用升麻、柴胡、党参、黄芪；腰酸耳鸣者，加山萸肉、覆盆子、诃子。

**2. 内痔（脾虚气陷）**

内痔是指肛门齿线以上、直肠末端黏膜下的痔内静脉丛扩大曲张和充血所形成的柔软静脉团。

《中医外科学》将内痔归在"痔"（内痔、外痔、混合

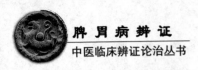

痔）的范围。内痔又分为风热肠燥、气滞血瘀和脾虚气陷等证。

【临床表现】肛门松弛，内痔脱出不能自行回纳，需用手还纳。便血色鲜或淡；伴头晕、气短、面色少华、神疲自汗、纳少、便溏等。舌淡，苔薄白，脉细弱。

【证机概要】脾气不足，中气下陷。

【治法】补中益气，升阳举陷。

【方药】补中益气汤加减。血虚者合四物汤。

### 3. 子宫脱垂（脾虚气陷）

子宫从正常位置沿阴道下降，宫颈外口达坐骨棘水平以下，甚至子宫全部脱出于阴道口以外，称"子宫脱垂"。

《中医妇科学》将子宫脱垂分为气虚和肾虚两证。

【临床表现】子宫下移或脱出于阴道口外，阴道壁松弛膨出，劳则加重，小腹下坠；身倦懒言，面色不华，四肢乏力，小便频数，带下量多，质稀色淡。舌淡，苔薄，脉缓弱。

【证机概要】脾虚中气不振，气陷于下，冲任不固，带脉失约，无力提系。

【治法】补中益气，升阳举陷。

【方药】补中益气汤加金樱子、杜仲、续断。

方中人参、黄芪、甘草益气升提，白术健脾除湿，升麻、柴胡升阳，当归补血，陈皮理气。全方健脾益气，升清降浊，固摄冲任，提系子宫。"胞络者，系于肾"，故加金樱子、杜仲、续断以加强提系子宫之效。

若带下量多清稀，加茯苓、车前子、莲子；小便频数，加益智仁、乌药、桑螵蛸；腰痛，加菟丝子、桑寄生；小腹胀痛，加香附、茴香；阴中痛，加白芍、郁金、川楝子。

**4. 癃闭（脾气不升）**

癃闭是以小便量少、排尿困难、甚则小便闭塞不通为主症的一种病证，相当于西医学各种原因引起的尿潴留及无尿症。其均可参照本节内容辨证施治，同时还应注意结合辨病求因治疗。

《中医内科学》分为膀胱湿热、肺热壅盛、肝郁气滞、浊瘀阻塞、脾气不升和肾阳衰惫等症。

【临床表现】小腹坠胀，时欲小便而不得出，或量少而不畅，神疲乏力，食欲不振，气短而语声低微。舌淡，苔薄脉细。

【证机概要】脾虚运化无力，升清降浊失职。

【治法】升清降浊，化气行水。

【方药】补中益气汤合春泽汤加减。

前方益气升清，用于中气下陷所致诸症；后方益气通阳利水，用于气阳虚损，不能化水，口渴而小便不利之证。两方合用，益气升清，通阳利水，适用于中气下陷之癃闭。

方中人参、党参、黄芪、白术益气健脾；桂枝、肉桂通阳以助膀胱气化；升麻、柴胡升提中气；茯苓、猪苓、泽泻、车前子利水渗湿。

气虚及阴，脾阴不足，清气不升，气阴两虚，症见舌红苔少者可改用参苓白术散；若脾虚及肾可合济生肾气丸以温补脾肾，化气利水。

# 小 结

## （一）脾虚气陷涉及的病证

脾虚气陷涉及的病证有脱肛、内痔、子宫脱垂、癃闭等。

其他脾气虚（如虚劳、鼻渊、耳眩晕）和脾不统血引起的出血（如便血、尿血、经期延长），以及脾阳虚的腹痛等日久均可引起中气下陷。其治法及选用的代表方均相同。

## （二）临床表现

### 1. 主症

病证即是其主要症状。其脱出物和出血多色淡。

### 2. 兼症

全身症状可见神疲乏力，食欲不振，便溏，头昏耳鸣，头晕，气短，语声低微，面色少华，神疲自汗，小腹下坠，身倦懒言，四肢乏力，小便频数，带下量多，质稀色淡，腰膝酸软。

## （三）舌象与脉象

### 1. 舌象

舌淡苔薄白，或苔薄。

### 2. 脉象

脉细、细弱，或缓弱。

## （四）代表方

补中益气汤

功用：补中益气，升阳举陷。

主治：脾虚内陷证和气虚发热证。

现代应用：常用于内脏下垂、久泻、久痢、脱肛、重症肌无力、乳糜尿、慢性肝炎，妇科的子宫脱垂、妊娠及产后癃闭、胎动不安、月经过多，眼科的眼睑下垂、麻痹性斜视等属脾胃气虚或中气下陷者。凡脾虚气陷证皆可用之，脾气不升之癃闭合用春泽汤以行水。

# 第三节 脾不统血证

脾不统血是指脾气虚弱，不能统摄血行，以各种慢性出血为主要表现的虚弱证候，又称脾（气）不摄血证。

【临床表现】各种慢性出血，如便血、尿血、吐血、鼻衄、紫斑，妇女月经过多、崩漏，食少，便溏，神疲乏力，气短懒言，面色萎黄。舌淡，脉细无力。

【证机概要】本证多由久病气虚，或劳倦过度，损伤脾气，以致统血无权所致。脾气亏虚，运血乏力，统血无权，血溢脉外而见各种慢性出血症状。血从胃肠外溢，则见吐血或便血；血从膀胱外溢则见尿血；血从肌肤外渗则表现为紫斑；血从鼻外渗为鼻衄；冲任不固则妇女月经过多，甚或崩漏。脾气虚弱，运化失职，故食少便溏；化源不足，气血亏乏，头面失于滋养，功能衰减，故见面色萎黄，神疲乏力，气短懒言；舌淡苔白、脉细无力为脾气虚弱、气血两虚之象。

本证以各种慢性出血与气血两虚证共见为辨证的主要依据。

**1. 吐血（气虚血溢）**

血由胃来，经呕吐而出，血色红或紫黯，常夹有食物残渣，称为吐血，亦称为呕血。

吐血主要见于上消化道出血。其中以消化性溃疡出血及肝硬化所致的食管、胃底静脉曲张破裂最多见，其次见于食管炎，急、慢性胃炎，胃黏膜脱垂等，以及某些全身性疾病（如血液病、尿毒症、应激性溃疡）引起的出血。

《中医内科学》分为胃热壅盛、肝火犯胃和气虚血溢证。

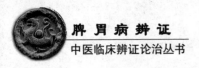
【临床表现】吐血缠绵不止，时轻时重，血色暗淡，神疲乏力，心悸气短，面色苍白。舌质淡，脉细弱。

【证机概要】中气亏虚，统血无权，血液外溢。

【治法】健脾益气摄血。

【方药】归脾汤加减。

本方补气生血，健脾养心，适用于吐血、便血、神疲气短、心悸乏力、舌淡脉细等。

方中党参、茯苓、白术、甘草补气健脾；当归、黄芪益气生血；木香理气醒脾；阿胶、仙鹤草养血止血；炮姜炭、白及、乌贼骨温经固涩止血。

若气损及阳，脾胃虚寒，症见肤冷、畏寒、便溏者，治宜温经摄血，可改用柏叶汤。若出血过多，导致气随血脱，表现为面色苍白、四肢厥冷、汗出脉微等症者，当用独参汤等益气固脱，并结合西医方法积极救治。

**2. 便血（气虚不摄）**

便血系胃肠脉络受损，出现血液随大便而下，或大便呈柏油样为主要临床表现的病证。便血均由胃肠之脉络受损所致。内科杂病的便血主要见于胃肠道的炎症、溃疡、肿瘤、息肉、憩室炎等。

《中医内科学》将便血归于血证内，分为肠道湿热、气虚不摄和脾胃虚寒等证。

【临床表现】便血色红或紫黯，食少，体倦，面色萎黄，心悸，少寐。舌质淡，脉细。

【证机概要】中气亏虚，气不摄血，血溢胃肠。

【治法】益气摄血。

【方药】归脾汤加减。

本方补气生血，健脾养心，适用于气虚不摄的血证。

方中党参、茯苓、白术、甘草补气健脾；当归、黄芪益气生血；酸枣仁、远志、龙眼肉补心益脾，安神定志；木香理气醒脾；阿胶、槐花、地榆、仙鹤草养血止血。

中气下陷，神疲气短，肛坠，加柴胡、升麻、黄芪益气升陷。

### 3. 呕血、便血（脾不统血）

《中医急诊学》将呕血、便血合并归在急性出血范围内，分为实证与虚证。虚证即脾不统血证。

《中医内科学》将吐血与便血分别立论。

【临床表现】呕血缠绵不止，时轻时重，或下血紫黯，或色黑如漆，胃脘疼痛隐隐，面色无华，神疲懒言。舌质淡，脉细弱。

【证机概要】脾气亏虚，统摄无权，血液外溢。

【治法】益气健脾摄血。

【方药】归脾汤加减。

偏于脾阳虚者，加炮姜炭、制附子、灶心黄土；便血为主者，选用黄土汤加减，也可选用中成药，如白及粉、三七粉、云南白药、归脾丸、生脉注射液。

### 4. 尿血（脾不统血）

小便中混有血液，甚或伴有血块的病证，称为尿血。随出血量多少的不同，而使小便呈淡红色、鲜红色，或茶褐色。

尿血是一种比较常见的病证。西医学所称的尿路感染、肾结核、肾小球肾炎、泌尿系肿瘤，以及全身性疾病，如血液病、结缔组织疾病等出现的血尿均可参考本节辨证论治。

《中医内科学》将尿血归于血证内，分为下焦湿热、肾虚

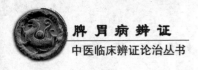
火旺和脾不统血等证。

【临床表现】久病尿血，甚或兼见齿衄、肌衄，食少，体倦乏力，气短声低，面色不华。舌质淡，脉细弱。

【证机概要】中气亏虚，统血无力，血渗膀胱。

【治法】补中健脾，益气摄血。

【方药】归脾汤加减。

本方补气生血，健脾养心，适用于脾不统血的尿血。

方中党参、茯苓、白术、甘草补气健脾；当归、黄芪益气生血；酸枣仁、远志、龙眼肉补心益脾，安神定志；木香理气醒脾；熟地、阿胶、仙鹤草、槐花等养血止血。

气虚下陷且少腹坠胀者，可加升麻、柴胡，配合原方中的党参、黄芪、白术益气升阳。

### 5. 紫斑（气不摄血）

各种外感及内伤的原因都会引起紫斑。本节主要讨论内科杂病范围的紫斑。

内科杂病的紫斑常见于西医学的原发性血小板减少性紫癜和过敏性紫癜。此外，药物、化学和物理因素等引起的继发性血小板减少性紫癜亦可参考本节辨证施治。

《中医内科学》将紫斑归于血证内，分为血热妄行、阴盛火旺和气不摄血等证。

【临床表现】反复发生肌衄，久病不愈，神疲乏力，头晕目眩，面色苍白或萎黄，食欲不振。舌质淡，脉细弱。

【证机概要】中气亏虚，统摄无力，血溢肌腠。

【治法】补气摄血。

【方药】归脾汤加减。

本方补气生血，健脾养心，适用于气不摄血引起的紫斑。

方中党参、茯苓、白术、甘草补气健脾；当归、黄芪益气生血；酸枣仁、远志、龙眼肉补心益脾，安神定志；木香理气醒脾；仙鹤草、棕榈炭、地榆、蒲黄、茜草根、紫草止血消斑。

若兼肾气不足而见腰膝酸软者，可加山茱萸、菟丝子、续断补益肾气。

上述各种证候的紫斑，兼有齿衄且较甚者，可合用漱口药。浓煎漱口，每次 5～10 分钟。

### 6. 小儿紫癜（脾虚气不摄血）

紫癜是小儿常见的出血性疾病之一，以血液溢于皮肤、黏膜之下，出现瘀点瘀斑、压之不退色为其临床特征，常伴鼻衄、齿衄，甚则呕血、便血、尿血。

《中医儿科学》分为风热伤络、血热妄行、气不摄血和阴虚火旺证。

【临床表现】起病缓慢，病程迁延，紫癜反复出现，瘀斑、瘀点颜色淡紫，常有鼻衄、齿衄，面色苍黄，神疲乏力，食欲不振，头晕心慌。舌淡，苔薄，脉细无力。

【证机概要】病久未愈，气虚不能摄血。

【治法】健脾养心，益气摄血。

【方药】归脾汤加减。

方中党参、白术、茯苓、甘草健脾益气；合黄芪、当归补气生血；配远志、酸枣仁、龙眼肉养血宁心；佐木香醒脾理气，补而不滞；生姜、大枣调和脾胃。

出血不止，加云南白药（冲服）、蒲黄炭、仙鹤草、阿胶以和血止血养血；神疲肢软，四肢欠温，畏寒恶风，腰膝酸软，面色苍白者为肾阳亏虚，加鹿茸、淡苁蓉、巴戟天以温肾

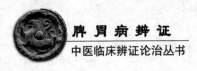
补阳。

### 7. 血瘤（脾统失司）

血瘤是指体表血络扩张、纵横丛集而形成的肿瘤。可发生于身体任何部位，大多数为先天性。其特点是病变局部色泽鲜红或暗紫，或呈局限性柔软肿块，边界不清，触之如海绵状。相当于西医学的血管瘤，常见的有毛细血管瘤和海绵状血管瘤。

《中医外科学》分为心肾火毒、肝经火旺和脾统失司证。

【临床表现】肿瘤体积不大，边界不清，表面色红，好发于下肢，质地柔软易出血，伴肢软乏力、面色萎黄、纳食不佳等。舌质淡，苔白或白腻，脉细。

【证机概要】脾统失司，血溢肌肤。

【治法】健脾益气，化湿解毒。

【方药】顺气归脾丸加减。

亦可用于思虑过度、脾气郁结所致的痰核、肉瘤等。

### 8. 鼻衄（脾不统血）

鼻衄即鼻出血，是多种疾病的常见症状之一。它可由鼻部损伤而引起，亦可因脏腑功能失调而致。本节重点讨论后者所引起的鼻衄。

《中医耳鼻咽喉科学》分为肺经风热、胃热炽盛、肝火上逆、心火亢盛、肝肾阴虚和脾不统血等证。

《中医内科学》血证中的鼻衄无脾不统血证。

【临床表现】鼻衄常发，渗渗而出，色淡红，量或多或少，鼻黏膜色淡。全身症见面色无华，少气懒言，神疲倦怠，食少便溏。舌淡苔白，脉缓弱。

【证机概要】脾气虚弱，气不摄血。

【治法】健脾益气，摄血止血。

【方药】归脾汤加减。

方中党参、茯苓、白术、甘草补气健脾；当归、黄芪益气生血；酸枣仁、远志、龙眼肉补心益脾，安神定志；木香理气醒脾；阿胶、仙鹤草、茜草养血止血，气血双补，兼养心脾。纳差者，加神曲、麦芽等。

此外，不论属何种原因引起的鼻衄，总因鼻中出血而使营血耗伤，故出血多者，每见血虚之象，如面色苍白、心悸、神疲、脉细等，除按以上辨证用药外，还可配合和营养血之法，适当加入黄精、首乌、桑椹子、生地等养血之品。若因鼻衄势猛不止，阴血大耗，以致气随血亡，阳随阴脱，症见汗多肢凉、面色苍白、四肢厥逆，或神昏、脉微欲绝者，宜急用回阳益气、固脱摄血之法，可选用独参汤或参附汤。

### 9. 脐血（脾虚气不摄血）

《中医儿科学》将脐血归于脐部疾病（脐湿、脐疮、脐血、脐突）。此节包括胎热内甚和气不摄血证。

【临床表现】断脐后，脐部有血渗出，经久不止，脐血色淡，缓渗不止。或见精神萎靡、手足欠温。舌淡，苔薄，指纹淡。

【证机概要】断脐后，脐带结扎过松，脾虚气不摄血。

【治法】益气摄血，结扎松脱者重新结扎脐带。

【方药】归脾汤。

方中党参、黄芪、白术、甘草、山药健脾益气；大枣、当归养血补血；血余炭、藕节炭摄血止血。

尿血，加大蓟、小蓟；便血，加槐花、地榆；形寒肢冷，加炮姜炭。

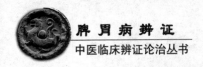

**10. 乳衄（脾虚失统）**

乳窍不时溢出少量血液，称为乳衄。

引起乳衄的疾病有多种，如乳腺导管内乳头状瘤、乳腺癌、乳腺增生病等。乳腺导管内乳头状瘤包括大导管内乳头状瘤和多发性导管内乳头状瘤。本节所讨论的乳衄是指大导管内乳头状瘤。

《中医外科学》将乳衄分为肝火偏旺和脾虚失统两证。

【临床表现】乳窍溢液色淡红或淡黄，乳晕部可扪及肿块，压痛不甚；伴多思善虑，面色少华，神疲倦怠，心悸少寐，纳少。舌质淡，苔薄白，脉细。

【证机概要】脾气不足，血失统摄。

【治法】健脾养血。

【方药】归脾汤加减。

心烦不寐，加柏子仁、炒枣仁；食欲不振，加太子参、橘叶、砂仁等。

**11. 崩漏（脾不统血）**

崩漏是指经血非时暴下不止或淋沥不尽，前者谓之崩中，后者谓之漏下。崩漏应归属月经病功能不良性子宫出血，是最常见的月经疾病之一。

《中医妇科学》将崩漏分为脾虚证（脾不统血）、肾虚证（肾气虚、肾阳虚、肾阴虚）、血热证（虚热、实热）和血瘀证等。

【临床表现】经血非时暴下不止，或淋沥日久不尽，血色淡，质清稀；面色㿠白，神疲气短，或面浮肢肿，小腹空坠，四肢不温，纳呆便溏。舌质淡胖，边有齿印，苔白，脉沉弱。

【证机概要】脾虚中气虚弱甚或下陷，则冲任不固，血失统摄。

【治法】补气摄血，固冲止崩。

【方药】固本止崩汤或固冲汤。

固本止崩汤用于气虚血崩之昏暗。

方中人参、黄芪大补元气，升阳固本；白术健脾资血之源又统血归经；熟地滋阴养血，佐黑姜既可引血归经，更有补火温阳收敛之妙；且黄芪配当归含有"当归补血汤"之意，功能补血，熟地配当归一阴一阳，补血和血。全方气血双补，使气壮固本以摄血，血生配气能涵阳。气充而血沛，阳生而阴长，冲脉得固，血崩自止。

气虚运血无力易于停留成瘀，可加田七、益母草或失笑散化瘀止血。据临床研究报道，益气化瘀止血是治疗崩漏的重要治法。

**12. 月经过多（气虚证）**

月经量较正常明显增多，而周期基本正常者，称为"月经过多"。西医学的排卵性功能失调性子宫出血、子宫肌瘤、子宫肥大症、盆腔炎、子宫内膜异位症等疾病及宫内节育器引起的月经过多可参考本病治疗。

《中医妇科学》分为气虚证、血热证和血瘀证。

【临床表现】经行量多，色淡红，质清稀；神疲肢倦，气短懒言，小腹空坠，面色㿠白。舌淡，苔薄，脉细弱。

【证机概要】气虚冲任不固，经血失约。

【治法】补气摄血固冲。

【方药】举元煎或安冲汤。

举元煎用于气虚下陷、血崩血脱、亡阳垂危等证。

方中人参、黄芪、白术、炙甘草补中益气；升麻助黄芪升

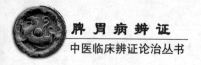
阳举陷。全方共奏补气升阳、固脱摄血之效。

若正值经期，血量多者，酌加阿胶、艾叶炭、炮姜、乌贼骨以固涩止血；如经行有块或伴下腹痛者，酌加益母草、三七、蒲黄、五灵脂以化瘀止血止痛；若兼见腰膝冷痛、大便溏薄者，为脾肾双亏，酌加补骨脂、炒续断、炒杜仲、炒艾叶以温补脾肾，固冲止血。

### 13. 月经先期（脾气虚）

月经周期提前 7 天以上，甚至 10 余日一行，连续两个周期以上者称为"月经先期"，西医学的功能性子宫出血和盆腔炎等出现月经提前符合本病证者可按本病治疗。

《中医妇科学》分为气虚证（脾气虚、肾气虚）和血热证（阳盛血热、阴虚血热、肝郁血热）。

【临床表现】月经周期提前，或经血量多，色淡红，质清稀；神疲肢倦，气短懒言，小腹空坠，纳少便溏。舌淡红，苔薄白，脉细弱。

【证机概要】脾气不足，摄血无力。

【治法】补脾益气，摄血调经。

【方药】补中益气汤或归脾汤。

补中益气汤用于饮食劳倦所伤热中之证。

方中人参、黄芪益气为君；白术、甘草健脾补中为臣；当归补血，陈皮理气为佐；升麻、柴胡升阳为使。全方共奏补中益气、升阳举陷、摄血归经之效，使月经自调。

若经血量多者，经期去当归之辛温行血，酌加煅龙骨、煅牡蛎、棕榈炭以固摄止血；食少便溏者，酌加砂仁、山药、茯苓以健脾和胃利湿；若经量少，色黯淡，质稀薄，腰骶酸痛者，为脾肾气虚，又宜脾肾双补。补中益气汤去升麻、柴胡，加鹿角胶、菟丝子、杜仲以温肾阳，益精气。

归脾汤益气补血，健脾养心。用于心脾气血两虚证和脾不统血证。

### 14. 经期延长（气虚证）

月经周期基本正常，行经时间超过 7 天以上，甚或淋沥半月方净者，称为"经期延长"。西医学之排卵性功能失调性子宫出血病的黄体萎缩不全、盆腔炎等疾病及计划生育手术后引起的经期延长可参照本病治疗。

《中医妇科学》分为气虚证、虚热证和血瘀证。

【临床表现】经血过期不净，量多，色淡，质稀；倦怠乏力，气短懒言，小腹空坠，面色㿠白。舌淡，苔薄，脉缓弱。

【证机概要】气虚冲任不固，经血失于制约。

【治法】补气摄血，固冲调经。

【方药】举元煎加阿胶、炒艾叶、乌贼骨。

原方治气虚下陷、血崩血脱、亡阳垂危等证。

举元煎补气升提摄血。方中阿胶养血止血；炒艾叶暖宫止血；乌贼骨固冲止血。全方共奏补气升提、固冲止血之效。

若经量多者，酌加炮姜炭、五味子、生牡蛎温经固涩止血；伴有经行腹痛、有块者，酌加三七、茜草、益母草化瘀止血；兼血虚者，症见头晕心悸、失眠多梦，酌加熟地、龙眼肉、炒枣仁以养血安神；若脾肾同病，兼见腰膝酸痛、头晕耳鸣者，酌加炒川断、杜仲、熟地以补肾益精。

### 15. 流产术后出血（气血两虚）

流产术后出血系指人工流产或药物流产术后阴道流血超过10 日，淋沥不净，或血量过多，或流血停止后又有多量流血者。西医学的流产术后绒毛、蜕膜残留或术后盆腔感染可参照

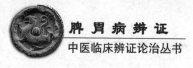
本病治疗。

《中医妇科学》将流产术后出血归于节育副反应中，分为瘀阻子宫、气血两虚和湿热壅滞等证。

【临床表现】出血量多，或淋沥不净，色淡红或稍黯；小腹坠胀，或伴腰痛，神疲乏力，纳食欠佳，头昏心慌，汗出较多，夜寐欠佳。舌质淡红，边有齿痕，脉细无力。

【证机概要】手术后脾胃受伤，气血不足。

【治法】益气养血，固冲止血。

【方药】归脾汤加减。

# 小　　结

## （一）脾不统血涉及的病证

脾不统血涉及的病证有吐血、便血、呕血、尿血、紫斑、小儿紫癜、血瘤、鼻衄、脐血、乳衄、崩漏、月经过多、月经先期、经期延长、流产术后出血等。

## （二）临床表现

### 1. 主症

不同部位的出血及与出血有关的紫癜、血瘤。

### 2. 兼症

全身症状可见神疲乏力，心悸少寐，气短声低，食少懒言，面色㿠白或萎黄、苍黄，精神萎靡，手足欠温，便溏，或多思善虑，多汗，吐血可有胃脘疼痛隐隐，流产术后可伴腰痛，月经异常多有小腹空坠等。

（三）舌象与脉象

**1. 舌象**

舌质多数为淡，或有淡红、淡胖边有齿痕；苔薄、薄白或白腻。

**2. 脉象**

脉细、细弱、缓弱、沉弱，指纹淡。

（四）代表方

在 15 个病证中，用归脾汤的有 10 个。其他：血瘤用健脾益气、化湿解毒的顺气归脾丸，崩漏用补气摄血、固冲止崩的固本止崩汤或固冲汤，月经过多用补气摄血固冲的举元煎或安冲汤，经期延长用补气摄血、固冲调经的举元煎，月经先期用补中益气汤或归脾汤。

**归脾汤**

为补益剂中的补血方。

功用：益气补血，健脾养心。

主治：心脾气血两虚证和脾不统血证。

现代应用：胃及十二指肠溃疡出血、功能性子宫出血、再生障碍性贫血、血小板减少性紫癜、神经衰弱、心脏病等属心脾气血两虚和脾不统血者。

归脾汤与补中益气汤同用人参、黄芪、白术、甘草益气补脾。前者补气药配养心安神药，心脾双补，恢复二脏生血、统血之功能，用于心脾气血两虚证和脾不统血证；后者补气药配升阳举陷药，补气升提，恢复脾胃升清降浊之功能，用于脾胃气虚、中气下陷证。

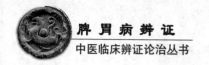

# 第四节　脾阳虚证与脾阴虚证

## 一、脾阳虚证

脾阳虚是指脾阳虚衰，失于温运，阴寒内生，以食少、腹胀腹痛、便溏等为主要表现的虚寒证候，又称脾虚寒证。

【临床表现】食少，腹胀，腹痛绵绵，喜温喜按，畏寒怕冷，四肢不温，面白少华或虚浮，口淡不渴，大便稀溏，甚至完谷不化，或肢体浮肿，小便短少，或白带清稀量多。舌质淡胖或有齿痕，舌苔白滑，脉沉迟无力。

【证机概要】本证多因脾气虚进一步发展，或因过食生冷，外寒直中，过用苦寒，损伤脾阳；或肾阳不足，命门火衰，火不生土，以致脾阳虚衰，温运失职，寒从内生，水谷失运，水湿不化。

脾阳虚衰，运化失权则食少腹胀，大便稀溏，甚至完谷不化；阳虚失运，寒从内生，寒凝气滞，故脘腹隐痛、冷痛，喜温喜按。脾阳虚衰，水湿不化，泛溢肌肤，则肢体浮肿，小便短少；水湿下注，损伤带脉，带脉失约，则白带清稀量多。脾阳虚衰，温煦失职，故畏寒怕冷，四肢不温；阳虚气血不荣，水气上泛，故面白少华或虚浮。舌质淡胖或边有齿痕、苔白滑、脉沉迟无力为阳虚失运所致。

本证以食少、腹胀腹痛、便溏与虚寒症状共见为辨证的主要依据。本证有畏冷肢凉、脘腹隐痛喜温等寒象，可与脾气虚证相鉴别。另有脾虚湿困，为脾阳虚，水湿不化，导致脾虚与水湿同时存在。

**1. 虚劳（脾阳虚）**

虚劳又称虚损，是以脏腑亏损、气血阴阳虚衰、久虚不复成劳为主要病机，以五脏虚证为主要临床表现的多种慢性虚弱证候的总称。西医学中多个系统的多种慢性消耗性和功能衰退性疾病，出现类似虚劳的临床表现时，均可参照本节辨证论治。

《中医内科学》分为气虚（肺气虚、心气虚、脾气虚、肾气虚）、血虚（心血虚、肝血虚）、阴虚（肺阴虚、心阴虚、脾胃阴虚、肝阴虚、肾阴虚）和阳虚（心阳虚、脾阳虚、肾阳虚）等证。

【临床表现】阳虚：面色苍白或晦暗，怕冷，手足不温，出冷汗，精神疲倦，气息微弱，或有浮肿，下肢为甚，舌质胖嫩，边有齿印。苔淡白而润，脉细微、沉迟或虚大。

脾阳虚：面色萎黄，食少，形寒，神倦乏力，少气懒言，大便溏薄，肠鸣腹痛，每因受寒或饮食不慎而加剧。

【证机概要】中阳亏虚，温煦乏力，运化失常。

【治法】温中健脾。

【方药】附子理中汤加减。

本方益气温中健脾，适用于脾阳虚证。

方中党参、白术、甘草益气健脾；附子、干姜温中祛寒。

腹中冷痛较甚，为寒凝气滞，可加高良姜、香附或丁香、吴茱萸温中散寒，理气止痛；食后腹胀及呕逆者，为胃寒气逆，加砂仁、半夏、陈皮温中和胃降逆；腹泻较甚，为阳虚寒甚，加肉豆蔻、补骨脂、薏苡仁温补脾肾，涩肠除湿止泻。

**2. 痰饮（脾阳虚弱）**

痰饮是指体内水液输布、运化失常、停积于某些部位的一

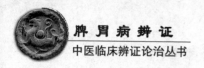

类病证。与西医学中的慢性支气管炎、支气管哮喘、渗出性胸膜炎、慢性胃炎、心力衰竭、肾炎水肿等均有较密切联系。

《中医内科学》分为痰饮、悬饮、溢饮、支饮，统称"四饮"。痰饮又分为脾阳虚弱和饮留胃肠两证。

【临床表现】胸胁支满，心下痞闷，胃中有振水音，脘腹喜温畏冷，泛吐清水痰涎，饮入易吐，口渴不欲饮水，头晕目眩，心悸气短，食少，大便或溏，形体逐渐消瘦。舌苔白滑，脉弦细而滑。

【证机概要】脾阳虚弱，饮停于胃，清阳不升。

【治法】温脾化饮。

【方药】苓桂术甘汤合小半夏加茯苓汤加减。前方温脾阳，利水饮，用于胸胁支满，目眩，气短；后方和胃降逆，用于水停心下，脘痞，呕吐，眩悸。

方中桂枝、甘草辛甘化阳，通阳化气；白术、茯苓健脾渗湿；半夏、生姜和胃降逆。

水饮内阻，清气不升而见眩冒、小便不利者，加泽泻、猪苓；脘部冷痛，吐涎沫，为寒凝气滞，饮邪上逆，酌配干姜、吴茱萸、川椒目、肉桂；心下胀满者，加枳实以消痞。

### 3. 水肿（脾阳虚衰）

水肿是体内水液潴留，泛溢肌肤，表现以头面、眼睑、四肢、腹背甚至全身浮肿为特征的一类病证。水肿在西医学中是多种疾病的一个症状。本节论及的水肿主要以肾性水肿为主，其他水肿的辨治可以参照本节内容辨治。

《中医内科学》分为阳水和阴水。阳水又分为风水相搏、湿毒浸淫、水湿浸渍（困脾）和湿热壅盛。阴水分为脾阳虚衰、肾阳衰微和瘀水互结。

【临床表现】身肿日久，腰以下为甚，按之凹陷不易恢复，脘腹胀闷，纳减便溏，面色不华，神疲乏力，四肢倦怠，小便短少。舌质淡，苔白腻或白滑，脉沉缓或沉弱。

【证机概要】脾阳不振，运化无权，土不制水。

【治法】健脾温阳利水。

【方药】实脾饮加减。本方健运脾阳，以利水湿，适用于脾阳不足伴有湿困脾胃的水肿。

方中干姜、附子、草果仁、桂枝温阳散寒利水；白术、茯苓、炙甘草、生姜、大枣健脾补气；茯苓、泽泻、车前子、木瓜利水消肿；木香、厚朴、大腹皮理气行水。

气虚甚，症见气短声弱者，可加人参、黄芪以健脾益气；若小便短少，可加桂枝、泽泻，以助膀胱气化而行水。

又有水肿一证，由于长期饮食失调，脾胃虚弱，精微不化而见遍体浮肿，面色萎黄，晨起头面较甚，动则下肢肿胀，能食而疲倦乏力，大便如常或溏，小便反多，舌苔薄腻，脉软弱，与上述水肿不同。此由脾气虚弱、气失舒展、不能运化水湿所致。治宜益气健脾，行气化湿，不宜分利，以免伤气，可用参苓白术散加减。浮肿甚，大便溏薄，可加黄芪、桂枝益气通阳，或加补骨脂、附子温肾助阳。并适当注意营养，可用黄豆、花生佐餐，作为辅助治疗多可调治而愈。

### 4. 腹痛（中虚脏寒）

腹痛是指胃脘以下、耻骨毛际以上部位发生疼痛为主症的病证。

腹痛是临床上极为常见的一个症状，内科腹痛常见于西医学的肠易激综合征、消化不良、胃肠痉挛、不完全性肠梗阻、肠粘连、肠系膜和腹膜病变、泌尿系结石、急慢性胰腺炎、肠

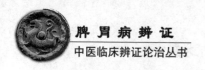

道寄生虫等，以腹痛为主要表现者均可参照本节内容辨证施治。

《中医内科学》分为寒邪内阻、湿热壅滞、饮食积滞、肝郁气滞、瘀血内停和中虚脏寒等证。

《中医儿科学》分为腹部中寒、乳食积滞、胃肠结热、脾胃虚寒和气滞血瘀证。

【临床表现】腹痛绵绵，时作时止，喜温喜按，形寒肢冷，神疲乏力，气短懒言，胃纳不佳，面色无华，大便溏薄。舌质淡，苔薄白，脉沉细。

【证机概要】中阳不振，气血不足，失于温养。

【治法】温中补虚，缓急止痛。

【方药】小建中汤加减。本方温中补虚，缓急止痛，用于治疗形寒肢冷、喜温喜按、腹部隐痛之证。

方中桂枝、干姜、附子温阳散寒；芍药、炙甘草缓急止痛；饴糖、大枣甘温补中；党参、白术益气补中。

若腹中大寒，呕吐肢冷，可用大建中汤温中散寒；若腹痛下利，脉微肢冷，脾肾阳虚者，可用附子理中汤；若大肠虚寒，积冷便秘者，可用温脾汤；若中气大虚，少气懒言，可用补中益气汤。还可辨证选用当归四逆汤、黄芪建中汤等。若腹中攻痛不止，可加吴茱萸、乌药、川椒温里止痛；如胃气虚寒，脐中冷痛，连及少腹，宜加胡芦巴、荜澄茄温肾散寒止痛；如气血虚弱，腹中拘急冷痛，困倦，短气，纳少，自汗者，当酌加当归、黄芪调补气血。

### 5. 休息痢（脾虚邪恋）

痢疾是以大便次数增多、腹痛、里急后重、利下赤白黏冻为主症，是夏秋季常见的肠道传染病。本节讨论的内容以西医学中的细菌性痢疾、阿米巴痢疾为主，临床上的溃疡性结肠炎、放射性结肠炎、细菌性食物中毒等出现类似本节所述痢疾症状者均可参照辨证处理。

《中医内科学》分为湿热痢、疫毒痢、寒湿痢、阴虚痢和休息痢。

【临床表现】下利时发时止，迁延不愈，常因饮食不当、受凉、劳累而发，发时大便次数增多，夹有赤白黏冻，腹胀食少，倦怠嗜卧。舌质淡，苔腻，脉濡软或虚数。

【证机概要】病久正伤，邪恋肠腑，传导不利。

【治法】温中清肠，调气化滞。

【方药】连理汤加减。本方温中补脾，兼清湿热，用于治疗下利日久，正虚邪恋，倦怠食少，遇劳而发，时发时止之证。

方中人参、白术、干姜、茯苓、甘草温中健脾；黄连清除肠中湿热余邪；加枳实、木香、槟榔行气化滞。

若脾阳虚极，肠中寒积不化，遇寒即发，症见下利白冻、倦怠少食、舌淡苔白、脉沉者，温脾汤加减以温中散寒，消积导滞；若久利兼见肾阳虚衰、关门不固者，宜加肉桂、熟附子、吴茱萸、五味子、肉豆蔻以温肾暖脾，涩肠止利。

## 二、脾阴虚证

《中医诊断学》中无脾阴虚证。

### 1. 烧伤（脾虚阴伤）

烧伤是由于热力（火焰、灼热的气体、液体或固体）、电能、化学物质、放射线等作用于人体而引起的一种局部或全身急性损伤性疾病。

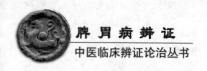

《中医外科学》分为火毒伤阴、阴伤阳脱、火毒内陷、气血两虚和脾虚阴伤等证。

【临床表现】疾病后期，火毒已退，脾胃虚弱，阴津耗损。面色萎黄，纳呆食少，腹胀便溏，口干少津，或口舌生糜。舌暗红而干，苔花剥或光滑无苔，脉细数。

【证机概要】脾胃虚弱，阴津耗损。

【治法】补气健脾，益胃养阴。

【方药】益胃汤合参苓白术散加减。

### 2. 泄泻（变证，脾气阴两伤）

泄泻是以大便次数增多、粪质稀薄或如水样为特征的一种小儿常见病。本病一年四季均可发生，以夏秋季节发病率为高，不同季节发生的泄泻，证候表现有所不同。

《中医儿科学》分为常证（实热泻、风寒泻、伤食泻、脾虚泻、脾肾阳虚泻）和变证（脾气阴两伤、阴竭阳脱）。

《中医内科学》分为暴泻（寒湿内盛、湿热伤中、食滞肠胃）和久泻（脾胃虚弱、肾阳虚衰、肝气乘脾）。

【临床表现】泻下过度，质稀如水，精神萎靡或心烦不安，目眶及囟门凹陷，皮肤干燥或枯瘪，啼哭无泪，口渴引饮，小便短少，甚至无尿，唇红而干。舌红少津，苔少或无苔，脉细数。

【证机概要】泄泻过度，气阴两伤。本证若不能及时救治，可很快发展为阴竭阳脱证。

【治法】健脾益气，酸甘敛阴。

【方药】人参乌梅汤加减。

方中人参、炙甘草补气健脾；乌梅涩肠止泻；木瓜祛湿和胃，四药合用酸甘化阴；莲子、山药健脾止泻。

泻下不止，加山楂炭、诃子、赤石脂涩肠止泻；口渴引饮，加石斛、玉竹、天花粉、芦根养阴生津止渴；大便热臭，加黄连、辣蓼清解内蕴之湿热。

# 小　　结

## （一）脾阳虚和脾阴虚涉及的病证

脾阳虚涉及的病证有虚劳、痰饮、水肿、腹痛、休息痢；脾阴虚证只涉及脾虚阴伤的烧伤和脾气阴两伤的泄泻变证。

## （二）临床表现

**1. 主症**

（1）脾阳虚：虚劳表现为面色萎黄，食少，形寒，神倦乏力，少气懒言，大便溏薄，肠鸣腹痛，每因受寒或饮食不慎而加剧；痰饮则胸胁支满，心下痞闷，胃中有振水音，脘腹喜温畏冷，泛吐清水痰涎，饮入易吐，口渴不欲饮；水肿为身肿日久，腰以下为甚，按之凹陷不易恢复；中虚脏寒的腹痛表现为腹痛绵绵，时作时止，喜温喜按。

（2）脾阴虚：脾虚阴伤的烧伤多在烧伤后期，火毒已退；脾气阴两伤的泄泻变证为泻下过度，质稀如水。

**2. 兼症**

（1）脾阳虚：虚劳表现为面色苍白或晦暗，怕冷，手足不温，出冷汗，精神疲倦，气息微弱，或有浮肿，下肢为甚；痰饮为头晕目眩，心悸气短，食少，大便或溏，形体逐渐消瘦；水肿则脘腹胀闷，纳减便溏，面色不华，神疲乏力，四肢倦怠，小便短少。

（2）脾阴虚：烧伤表现为面色萎黄，纳呆食少，腹胀便溏，口干少津，或口舌生糜；泄泻变证表现为精神萎靡或心烦

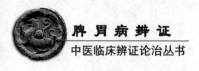

不安，目眶及囟门凹陷，皮肤干燥或枯瘪，啼哭无泪，口渴引饮，小便短少，甚至无尿，唇红而干。

### （三）舌象与脉象

**1. 脾阳虚**

舌象：舌质淡或胖嫩，有的边有齿印，苔淡白、白滑或薄白，腻或白腻。

脉象：细微沉迟，或虚大弦细而滑，或沉缓、沉弱、沉细、濡软、虚数。

**2. 脾阴虚**

脾虚阴伤的烧伤，舌暗红而干，苔花剥或光滑无苔；脾气阴两伤的泄泻变证则舌红少津，苔少或无苔。

### （四）代表方

**1. 脾阳虚**

脾阳虚的虚劳用温中健脾的附子理中汤；痰饮用温脾化饮的苓桂术甘汤合小半夏加茯苓汤；水肿选用健脾温阳利水的实脾饮；中虚脏寒的腹痛选用温中补虚、缓急止痛的小建中汤；脾虚邪恋的休息痢选温中清肠、调气化滞的连理汤。

**2. 脾阴虚**

脾虚阴伤的烧伤选用补气健脾、益胃养阴的益胃汤合参苓白术散；脾气阴两伤的泄泻变证选用健脾益气、酸甘敛阴的人参乌梅汤。

（1）附子理中丸（汤）

为理中丸的附方，与小建中汤皆为温里剂的温中祛寒方。

功用：温阳祛寒，补气健脾。

主治：脾胃虚寒较甚或脾肾阳虚证。

（2）小建中汤

功用：温中补虚，和里缓急。

主治：中焦虚寒、肝脾不和证。

现代应用：常用于胃及十二指肠溃疡、慢性肝炎、慢性胃炎、再生障碍性贫血、功能性发热等属中焦虚寒、肝脾不和者。

（3）苓桂术甘汤

功用：温阳化饮，健脾利湿。

主治：中阳不足的痰饮。

现代应用：常用于慢性支气管炎、支气管哮喘、心源性水肿、慢性肾小球肾炎水肿、美尼尔综合征、神经官能症等属水饮停于中焦者。

（4）实脾饮

功用：温阳健脾，行气利水。

主治：脾肾阳虚、水气内停的阴水。

现代应用：常用于慢性肾小球肾炎、心源性水肿、肝硬化腹水等属于脾肾阳虚气滞者。

（5）连理汤

功用：温中补脾，兼清湿热。

主治：下利日久，正虚邪恋之证。

（6）益胃汤

功用：养阴益胃。

主治：胃阴损伤证。

现代应用：常用于慢性胃炎、糖尿病、小儿厌食等证属胃阴亏损者。

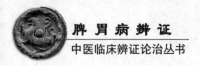

（7）参苓白术散

为补益剂中的补气方。

功用：益气健脾，渗湿止泻。

主治：脾虚湿盛证。本节合益胃汤用于烧伤。

（8）人参乌梅汤

功用：健脾益气，酸甘敛阴。

主治：脾气阴两伤的泄泻变证。

# 第五节　寒湿困脾证

寒湿困脾证是指寒湿内盛，困阻脾阳，脾失温运，以纳呆、腹胀、便溏、身重等为主要表现的寒湿证候，又称湿困脾阳证、寒湿中阻证、太阴寒湿证。

【临床表现】脘腹胀闷，口腻纳呆，泛恶欲呕，口淡不渴，腹痛便溏，头身困重，或小便短少，肢体肿胀，或身目发黄，面色晦暗不泽，或妇女白带量多。舌体胖大，舌苔白滑或白腻，脉濡缓或沉细。

【证机概要】本证多因淋雨涉水，居处潮湿，气候阴雨，寒湿内侵伤中；或由于饮食失节，过食生冷，以致寒湿停滞中焦；或因嗜食肥甘，湿浊内生，困阻中阳所致。外湿、内湿互为因果，以致寒湿困阻，脾阳失运。

脾喜燥恶湿，寒湿内盛，脾阳受困，运化失职，水湿内停，脾气郁滞则脘腹痞胀或痛、食少；脾失健运，气机湿滞则口腻、纳呆；水湿下渗，则大便稀溏；脾失健运，致胃失和降，胃气上逆，故泛恶欲呕；湿为阴邪，其性重浊，泛溢肢体，遏抑清阳则头身困重；寒湿困脾，阳气被遏，水湿不运，泛溢肌肤，则肢体肿胀，小便短少；寒湿困阻中阳，加之肝胆疏泄失职，胆汁外溢，致气血运行不畅，则面目肌肤发黄、晦暗不泽；寒湿下注，损伤带脉，带脉失约，则白带量多。口淡不渴、舌体胖大、苔白滑腻、脉濡缓或沉细均为寒湿内盛之象。

本证以纳呆、腹胀、便溏、身重、苔白腻等为辨证的主要依据。

脾阳虚证与寒湿困脾证均有纳呆食少、腹胀、便溏等表现，但脾阳虚证为阳虚运化失职，导致寒湿内阻，以虚为主；寒湿困脾证为寒湿内盛，阻遏脾阳，以实为主。

## 1. 鼓胀（水湿困脾）

鼓胀是指腹部膨大如鼓的一类病证，临床以腹大胀满、绷急如鼓、皮色苍黄、脉络显露为特征，故名鼓胀。

本病相当于西医学所指的肝硬化腹水。其他疾病出现的腹水，符合鼓胀特征者可参照本节内容辨证论治，同时结合辨病处理。

《中医内科学》分为气滞湿阻、水湿困脾、水热蕴结、瘀结水留、阳虚水盛和阴虚水停等证。

【临床表现】腹大胀满，按之如囊裹水，甚则颜面微浮，下肢浮肿，脘腹痞胀，得热则舒，精神困倦，怯寒懒动，小便少，大便溏。舌苔白腻，脉缓。

【证机概要】湿邪困遏，脾阳不振，寒水内停。

【治法】温中健脾，行气利水。

【方药】实脾饮加减。

本方振奋脾阳，温运水湿，适用于脾阳不振、寒湿内盛之肿胀。

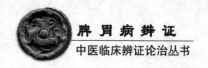

方中白术、苍术、附子、干姜振奋脾阳，温化水湿；厚朴、木香、草果、陈皮行气健脾除湿；连皮茯苓、泽泻利水渗湿。

浮肿较甚，小便短少，可加肉桂、猪苓、车前子温阳化气，利水消肿；如兼胸闷咳喘，可加葶苈子、苏子、半夏等泻肺行水，止咳平喘；如胁腹痛胀，可加郁金、香附、青皮、砂仁等理气和络；如脘闷纳呆，神疲，便溏，下肢浮肿，可加党参、黄芪、山药、泽泻等健脾益气利水。

**2. 子满（脾虚水困）**

妊娠 5～6 月后出现腹大异常，胸膈满闷，甚则遍身俱肿，喘息不得卧者，称"子满"，又称"胎水肿满"。本病与西医学的"羊水过多"相似。

本病为本虚标实证，治宜标本兼顾，本着治病与安胎并举的法则，健脾消水而不伤胎。

《中医妇科学》只有脾虚水困证。

【临床表现】妊娠中期后，腹部增大异常，胸膈满闷，呼吸短促，神疲体倦，四肢不温，小便短少，甚则喘不得卧。舌淡胖，苔白，脉沉滑无力。

【证机概要】素体脾虚，因孕重虚，脾虚土衰，水反侮土，水湿泛滥，湿渗于胞。

【治法】健脾利水，养血安胎。

【方药】鲤鱼汤加黄芪、桑白皮或当归芍药散。

鲤鱼汤原方治妊娠腹大、胎间有水气。

方中鲤鱼行水消肿为君，又符合食疗，对妊娠者颇有裨益；白术、茯苓、生姜、橘红健脾理气燥湿以行水；当归、白芍养血安胎，使水祛而不伤胎；黄芪补气；桑白皮平喘下气利水。

若喘甚不得卧，加杏仁、苏叶宣肺平喘；尿少甚至尿闭者，加车前子、泽泻利尿消肿；兼肾阳虚者，加桂枝温阳化气行水；配以桑寄生、续断养血安胎。

当归芍药散治血虚气滞夹有水湿为患而致妇人怀孕腹中痛者。

### 3. 阴黄

（1）脾虚湿滞

黄疸是以目黄、身黄、小便黄为主症的一种病证。本病证与西医学所述黄疸意义相同。凡出现黄疸者均可参照本节辨证施治。黄疸中医分为阳黄与阴黄。阳黄为湿从热化，阴黄则湿从寒化。

《中医内科学》将黄疸的阴黄分为（脾虚）寒湿阻遏和脾虚湿滞两证。

【临床表现】面目及肌肤淡黄，甚则晦暗不泽，肢软乏力，心悸气短，大便溏薄。舌质淡，苔薄，脉濡细。

【证机概要】黄疸日久，脾虚血亏，湿滞残留。

【治法】健脾养血，利湿退黄。

【方药】黄芪建中汤加减。

本方温中补虚，调养气血，适用于气血亏虚、脾胃虚寒之证。

方中黄芪、桂枝、生姜、白术益气温中；当归、白芍、甘草、大枣补养气血；茵陈、茯苓利湿退黄。

若气虚乏力明显者，可重用黄芪，并加党参，以增强补气作用；畏寒、肢冷、舌淡者，宜加附子温阳祛寒；心悸不宁、脉细而弱者，加熟地、首乌、酸枣仁等补血养心。

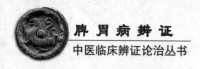

（2）脾虚寒阻

【临床表现】身目俱黄，黄色晦暗，或如烟熏，脘腹痞胀，纳谷减少，大便不实，神疲畏寒，口淡不渴。舌淡苔腻，脉濡缓或沉迟。

【证机概要】中阳不振，寒湿滞留，肝胆失于疏泄。

【治法】温中化湿，健脾和胃。

【方药】茵陈术附汤加减。

本方温化寒湿，用于寒湿阻滞之阴黄。

方中附子、白术、干姜温中健脾化湿；茵陈、茯苓、泽泻、猪苓利湿退黄。

若脘腹胀满、胸闷、呕恶显著，可加苍术、厚朴、半夏、陈皮以健脾燥湿，行气和胃；若胁腹疼痛作胀、肝脾同病者，可酌加柴胡、香附以疏肝理气；若湿浊不清，气滞血结，胁下癥结疼痛，腹部胀满，肤色苍黄或黧黑，可加服硝石矾石散，以化浊祛瘀软坚。

### 4. 胎黄（寒湿阻滞）

胎黄是以婴儿出生后皮肤、面目出现黄疸为特征的病证，因与胎禀因素有关，故称"胎黄"或"胎疸"。西医学称胎黄为新生儿黄疸。

《中医儿科学》分为常证（湿热郁蒸、寒湿阻滞、气滞血瘀）和变证（胎黄风动、胎黄虚脱）。

【临床表现】面目、皮肤发黄，色泽晦暗，持久不退，精神萎靡，四肢欠温，纳呆，大便溏薄、色灰白，小便短少。舌质淡，苔白腻。

【证机概要】禀赋不足，或因湿热转化，寒湿困脾。

【治法】温中化湿。

【方药】茵陈理中汤加减。

方中茵陈蒿利湿退黄；干姜、白术、甘草温中燥湿；党参益气健脾；薏苡仁、茯苓健脾渗湿。

寒盛，加附片温阳；肝脾大，络脉瘀阻，加三棱、莪术活血化瘀；食少纳呆，加神曲、砂仁行气醒脾。

**5. 水肿**

（1）水湿浸渍（困脾）

水肿是体内水液潴留，泛溢肌肤，表现以头面、眼睑、四肢、腹背，甚至全身浮肿为特征的一类病证。

水肿在西医学中是多种疾病的一个症状，本节论及的水肿主要以肾性水肿为主，其他水肿的辨治可参照本节内容。

《中医内科学》分为阳水和阴水。阳水又分为风水相搏、湿毒浸淫、水湿浸渍（困脾）和湿热壅盛。阴水分为脾阳虚衰、肾阳衰微和瘀水互结。

【临床表现】全身水肿，下肢明显，按之没指，小便短少，身体困重，胸闷，纳呆，泛恶。苔白腻，脉沉缓，起病缓慢，病程较长。

【证机概要】水湿内侵，脾气受困，脾阳不振。

【治法】运脾化湿，通阳利水。

【方药】五皮饮合胃苓汤加减。

前方理气化湿利水；后方通阳利水，燥湿运脾。两方合用，共奏运脾化湿、通阳利水之功，用于水湿困遏脾阳、阳气尚未虚损、阳不化湿所致的水肿。

方中桑白皮、陈皮、大腹皮、茯苓皮、生姜皮化湿行水；苍术、厚朴、陈皮、草果燥湿健脾；桂枝、白术、茯苓、猪苓、泽泻温阳化气行水。

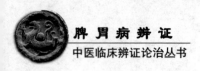

外感风邪、肿甚而喘者，可加麻黄、杏仁宣肺平喘；面肿、胸满、不得卧，可加苏子、葶苈子降气行水；若湿困中焦、脘腹胀满者，可加川椒目、大腹皮、干姜温脾化湿。

（2）脾阳虚衰

【临床表现】身肿日久，腰以下为甚，按之凹陷不易恢复，脘腹胀闷，纳减便溏，面色不华，神疲乏力，四肢倦怠，小便短少。舌质淡，苔白腻或白滑，脉沉缓或沉弱。

【证机概要】脾阳不振，运化无权，土不制水。

【治法】健脾温阳利水。

【方药】实脾饮加减。

本方健运脾阳，以利水湿，适用于脾阳不足伴有湿困脾胃的水肿。

方中干姜、附子、草果仁、桂枝温阳散寒利水；白术、茯苓、炙甘草、生姜、大枣健脾补气；茯苓、泽泻、车前子、木瓜利水消肿；木香、厚朴、大腹皮理气行水。

气虚甚，症见气短声弱者，可加人参、黄芪以健脾益气；若小便短少，可加桂枝、泽泻，以助膀胱气化而行水。

### 6. 子肿（脾虚湿停）

妊娠中晚期孕妇出现肢体、面目肿胀者称子肿，亦称妊娠肿胀。

《中医妇科学》分为脾虚证、肾虚证和气滞证。

【临床表现】妊娠数月，面目、四肢浮肿，或遍及全身，皮薄光亮，按之凹陷不起，面色㿠白无华，神疲气短懒言，口淡而腻，脘腹胀满，食欲不振，小便短少，大便溏薄。舌淡体胖，边有齿痕，舌苔白润或腻，脉缓滑。

【证机概要】素体脾虚，因孕重虚，或孕后嗜食生冷厚味，重伤脾胃，脾阳不运，水湿停聚。

【治法】健脾利水。

【方药】白术散加砂仁或健脾利水汤。

白术散原方治疗胎水。方中重用白术，意在补脏利湿；白术健脾燥湿为君，宜用蜜炙，使其燥湿而不伤阴血；茯苓健脾利中焦湿邪；砂仁、生姜温中理气；大腹皮下气宽中行水；橘红调气和中。全方具有健脾除湿、利水消肿之功。

若肿势明显，酌加猪苓、泽泻、防己利水消肿；胸闷而喘，加桑白皮、厚朴、杏仁宽中理气，降逆平喘；若少气懒言，神疲乏力，加人参、黄芪补脾益气。

### 7. 肥胖（脾虚湿停）

肥胖是由于多种原因导致体内膏脂堆积过多、体重异常增加，并伴有头晕乏力、神疲懒言、少动气短等症状的一类病证。

西医学的单纯性（体质性）肥胖病、继发性肥胖病均可参照本节辨证论治。

《中医内科学》分为胃热滞脾、痰湿内盛（困脾）、脾虚不运（湿停）和脾肾阳虚证。

【临床表现】肥胖臃肿，神疲乏力，身体困重，胸闷脘胀，四肢轻度浮肿，晨轻暮重，劳累后明显，饮食如常或偏少，既往多有暴饮暴食史，小便不利，便溏或便秘。舌淡胖，边有齿痕，苔薄白或白腻，脉濡细。

【证机概要】脾胃虚弱，运化无权，水湿内停。

【治法】健脾益气，渗利水湿。

【方药】参苓白术散合防己黄芪汤加减。

前方健脾益气渗湿，适用于脾虚不运之肥胖；后方益气健

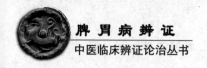

脾利水，适用于气虚水停之肥胖。两方相合，健脾益气作用加强，恢复脾的运化功能，以杜生湿之源。同时应用渗湿利水之品，祛除水湿以减肥。

方中党参、黄芪、茯苓、白术、大枣健脾益气；桔梗性上浮，兼益肺气；山药、白扁豆、薏苡仁、莲子肉渗湿健脾；陈皮、砂仁理气化滞，醒脾和胃；防己、猪苓、泽泻、车前子利水渗湿。

脾虚水停、肢体肿胀明显者，可加大腹皮、桑白皮、木瓜，或加入五皮饮；腹胀便溏者，可加厚朴、陈皮、广木香以理气消胀；腹中畏寒者，可加肉桂、干姜等以温中散寒。

### 8. 泄泻 （寒湿内盛）

泄泻是以排便次数增多、粪质稀溏或完谷不化，甚至泻出如水样为主症的病证。

本病可见于多种疾病，凡属消化器官发生功能或器质性病变导致的腹泻，或其他脏器病变影响消化吸收功能以泄泻为主症者，均可参照本节进行辨证论治。

《中医内科学》分为暴泻（寒湿内盛、湿热伤中、食积肠胃）和久泻（脾胃虚弱、肾阳虚衰、肝气乘脾）。

【临床表现】泄泻清稀，甚则如水样，脘闷食少，腹痛肠鸣，或兼外感风寒，见恶寒、发热、头痛、肢体酸痛。舌苔白或白腻，脉濡缓。

【证机概要】寒湿内盛，脾失健运，清浊不分。

【治法】散寒化湿。

【方药】藿香正气散加减。

本方既可解表和中散寒，又能理气化湿，除满健脾，适用于外感寒邪、内伤湿滞的泻下清稀、腹痛肠鸣、恶寒头痛之证。

方中藿香辛温散寒，芳香化浊；苍术、茯苓健脾化湿；半夏、陈皮理气祛湿，和中止呕；木香、厚朴、大腹皮理气除满；紫苏、白芷、桔梗解表散寒，疏利气机。

若表寒重者，可加荆芥、防风疏风散寒；若外感寒湿，饮食生冷，腹痛，泻下清稀，可加服纯阳正气丸温中散寒，理气化湿；若湿邪偏重，腹满肠鸣，小便不利，可改用胃苓汤健脾行气祛湿。

《中医急诊学》将暴泻分为实证与虚证。实证将寒湿困脾和湿热阻滞合为一节，其治疗，寒湿困脾用藿香正气散加减，湿热阻滞用葛根芩连汤加味；兼有食滞，加焦山楂、焦神曲、炒谷麦芽。

### 9. 经行泄泻（脾虚湿停）

每值行经前后或经期，大便溏薄，甚或水泻，日解数次，经净自止者，称为"经行泄泻"。本病属西医学之"经前期紧张综合征"范畴。

《中医妇科学》分为脾虚证和肾虚证。

【临床表现】月经前后，或正值经期，大便溏泻，经行量多，色淡质薄；脘腹胀满，神疲肢软，或面浮肢肿。舌淡红，苔白，脉濡缓。

【证机概要】脾虚失运，不能运化水湿，或脾阳不振，气血化源不足。

【治法】健脾渗湿，理气调经。

【方药】参苓白术散。

原方主治脾胃虚弱，饮食不进，多困少力，中满痞噎，心忪气喘，呕吐泄泻及伤寒咳嗽。

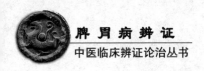

方中人参、白术、茯苓、甘草、山药健脾益气；白扁豆、莲肉、薏苡仁健脾化湿；砂仁和胃理气；桔梗载药上行。全方使脾气健运，自无泄泻之疾。

若脾虚肝木乘之，则经行腹痛即泻，泻后痛止，兼胸胁痞闷，嗳气不舒，治宜补土泻木，用痛泻要方。

**10. 急性肾小球肾炎（脾虚邪恋）**

急性肾小球肾炎简称急性肾炎，是儿科常见的免疫反应性肾小球疾病，临床以急性起病，浮肿、少尿、血尿、蛋白尿及高血压为主要特征。

《中医儿科学》将此病分为急性期和恢复期。急性期又分常证（风水相搏、湿热内侵）和变证（邪陷心肝、水凌心肺、水毒内闭）；恢复期分为阴虚邪恋和气（脾）虚邪恋证。

【临床表现】身倦乏力，面色萎黄，纳少便溏，自汗出，易于感冒。舌淡红，苔白，脉缓弱。

【证机概要】脾虚湿困。

【治法】健脾化湿。

【方药】参苓白术散加减。

方中党参、黄芪、茯苓、白术、山药益气健脾；砂仁、陈皮、白扁豆、薏苡仁行气健脾化湿；甘草调和诸药。

血尿持续不消，可加参三七、当归养血化瘀止血；舌质淡暗或有瘀点，加丹参、红花、泽兰活血化瘀。

**11. 股肿（脾虚湿阻）**

股肿是指血液在深静脉血管内发生异常凝固而引起静脉阻塞、血液回流障碍的疾病。本病相当于西医学的下肢深静脉血栓形成，以往称血栓性深静脉炎。

《中医外科学》分为湿热下注、血脉瘀阻和脾虚湿阻等证。

【临床表现】下肢肿胀日久，朝轻暮重，活动后加重，休息或抬高下肢后减轻，皮色略暗，青筋迂曲，倦怠乏力。舌淡，边有齿痕，苔薄白，脉沉。

【证机概要】病久伤脾，脾虚湿困，下肢脉络瘀阻。

【治法】益气健脾，祛湿通络。

【方药】参苓白术散加味。亦可用丹参注射液。

## 12. 缠腰火丹（脾虚湿蕴）

缠腰火丹是常见的急症之一。因其形状、发生部位不同而名称各异，所以又称"蛇串疮"、"蜘蛛疮"、"蛇丹"等。西医学的带状疱疹可参照本病治疗。

《中医急诊学》分为肝经郁热和脾虚湿蕴两证。

《中医外科学》称为"蛇串疮"。

【临床表现】疱色较淡，疱壁较松，疼痛较剧，夜半尤甚，食少腹胀，倦怠乏力，大便时溏。舌质淡或胖大，苔白厚腻，脉沉缓或滑。

【证机概要】脾湿化热，湿毒蕴积皮肤。

【治法】健脾利湿，清热解毒。

【方药】参苓白术散合除湿胃苓汤加减。

湿盛者，加茵陈；气滞者，加柴胡、枳壳。

除湿胃苓汤原方清热燥湿，理气和中，用于缠腰火丹、湿疮见湿阻中焦者。发于下肢者，加牛膝、黄柏；水疱大而多者，加土茯苓、萆薢、车前草。

## 13. 黧黑斑（脾虚湿蕴）

黧黑斑是指由于皮肤色素改变而在面部呈现局限性褐色斑的皮肤病。相当于西医学的黄褐斑。

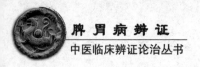

《中医外科学》分为肝郁气滞、肝肾不足、脾虚湿蕴和气滞血瘀等证。

【临床表现】斑色灰褐，状如尘土附着；伴有疲乏无力，纳呆困倦，月经色淡，白带量多。舌淡胖，边有齿痕，脉濡或细。

【证机概要】脾虚生湿，湿邪蕴积皮肤。

【治法】健脾益气，祛湿消斑。

【方药】参苓白术散。

本方健脾补气，用于脾胃虚弱、饮食不化，或吐或泻，形体赢瘦等。

伴月经量少色淡，加当归、益母草。

### 14. 黄水疮（脾虚湿滞）

黄水疮是一种发于皮肤、有传染性的化脓性皮肤病。中医古代文献又称为"滴脓大疱疮"等。相当于西医学的脓疱疮。

《中医外科学》分为暑湿热蕴和脾虚湿滞两证。

【临床表现】皮疹少而脓疱稀疏，色淡黄或淡白，四周红晕不显，破后糜烂面淡红；多伴食少、面白无华、大便溏薄。舌淡，苔薄微腻，脉濡细。

【证机概要】脾湿化热，湿毒蕴积皮肤。

【治法】健脾渗湿。

【方药】参苓白术散加冬瓜仁、广藿香。

原方健脾补气，用于脾胃虚弱、饮食不化，或吐或泻，形体赢瘦等症。

### 15. 湿疮（脾虚湿蕴）

湿疮是一种过敏性炎症性皮肤病。相当于西医学的湿疹。

《中医外科学》分为湿热蕴肤、湿热浸淫、脾虚湿蕴和血虚风燥等证。

【临床表现】发病较缓,皮损潮红,有丘疹,瘙痒,搔后糜烂渗出,可见鳞屑;伴纳少,腹胀便溏,易疲乏。舌淡胖,苔白腻,脉弦缓。

【证机概要】脾虚湿停,蕴积肌肤。

【治法】健脾利湿止痒。

【方药】除湿胃苓汤。

原方清热燥湿,理气和中,用于缠腰火丹、湿疮见湿阻中焦者。

或参苓白术散加紫荆皮、地肤子、白鲜皮。

### 16. 婴儿湿疮(脾虚湿蕴)

婴儿湿疮是发于 1~2 岁婴儿的过敏性皮肤病,又称奶癣、胎敛疮。相当于西医学的婴儿湿疹。

《中医外科学》附在"湿疮"内,分为胎火湿热和脾虚湿蕴两证。

【临床表现】初起皮肤暗淡,继而出现成片水疱,瘙痒,搔破后结薄痂;患儿多有消化不良,大便稀溏,或完谷不化。舌淡,苔白或白腻,脉缓。

【证机概要】脾虚湿停,蕴积肌肤。

【治法】健脾利湿。

【方药】小儿化湿汤加土茯苓、鱼腥草。

原方健脾化湿,用于婴儿湿疹渗液多者。

### 17. 脓耳(脾虚湿困)

脓耳是指以鼓膜穿孔、耳内流脓、听力下降为主要特征的耳病。西医学的急、慢性化脓性中耳炎及乳突炎可参考本病进行辨证施治。

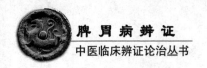

《中医耳鼻咽喉科学》分为风热外袭、肝胆火盛、脾虚湿困和肾元亏损等证。

【临床表现】耳内流脓缠绵日久，脓液清稀，量较多，无臭味，多呈间歇性发作，听力下降或有耳鸣。全身可伴头晕、头重或周身乏力，面色少华，纳差，大便溏薄。舌质淡，苔白腻，脉缓弱。检查可见鼓膜浑浊或增厚，有白斑，多有中央性大穿孔，通过穿孔部可窥及鼓室，或可见肉芽、息肉。听力检查多呈传导性聋。

【证机概要】脾虚运化失健，湿浊内生，困结耳窍。

【治法】健脾渗湿，托补排脓。

【方药】托里消毒散加减。

方中党参、黄芪、茯苓、白术、炙甘草健脾益气祛湿；川芎、当归、生地养血活血；金银花、白芷、皂角刺、桔梗解毒排脓。诸药合用，气血足，正气盛，邪毒除，病自愈。

若周身倦怠乏力，头晕而沉重，为清阳之气不得上达清窍，可选用补中益气汤加减。若脓液清稀量多、纳差、便溏，为脾虚失于健运，可选用参苓白术散加减。若脓液多，可加车前子、地肤子、生薏苡仁等渗利水湿之品；若脓稠或黄白相间，鼓膜红肿，为湿郁化热，可酌加野菊花、蒲公英、鱼腥草等清热解毒排脓之品。

### 18. 脓耳眩晕（脾虚湿困）

脓耳眩晕是指因脓耳失治、邪毒流窜内耳引起的眩晕。可反复发作，病情轻重不等。西医学的化脓性中耳炎及乳突炎并发迷路炎可参考本病进行辨证施治。

《中医耳鼻咽喉科学》将脓耳眩晕归属脓耳变证，分为肝胆热盛、脾虚湿困和肾经亏损三证。

【临床表现】眩晕反复发作，头额重胀，耳鸣失聪，耳内流脓日久，缠绵不愈，脓液腐臭。可伴胸闷泛恶，痰涎多，倦怠无力，纳少便溏，面色萎黄。舌质淡红，苔白润，脉缓弱或濡滑。

【证机概要】久病脾虚，湿浊脓毒稽留，蒙闭耳窍。

【治法】健脾祛湿，涤痰止眩。

【方药】托里消毒散合半夏白术天麻汤加减。

托里消毒散健脾益气，托毒排脓；半夏白术天麻汤燥湿涤痰息风。两方合用，共奏健脾祛湿、涤痰止眩之功。

湿浊盛者，可加泽泻、薏苡仁、石菖蒲，以加强利湿化浊作用。

### 19. 耳胀耳闭（脾虚失运）

耳胀耳闭是指以耳内胀闷堵塞感及听力下降为主要特征的中耳疾病。西医学的分泌性中耳炎、气压损伤性中耳炎等疾病可参考本病进行辨证施治。

《中医耳鼻咽喉科学》分为风邪外袭、肝胆湿热、脾虚失运和毒邪滞留等证。

【临床表现】耳内胀闷堵塞感，日久不愈，听力渐降，耳鸣声嘈杂。可伴有胸闷纳呆，腹胀便溏，肢倦乏力，面色不华。舌质淡红，或舌体胖，边有齿痕，脉细滑或细缓。检查见鼓膜内陷、浑浊、增厚，鼓膜穿刺可抽出积液。

【证机概要】脾气虚弱，运化失职，湿浊滞留耳窍。

【治法】健脾利湿，化浊通窍。

【方药】参苓白术散加减。

方中以四君子平补脾胃；配以白扁豆、薏苡仁、山药、白术健脾渗湿；砂仁芳香醒脾，通耳窍；桔梗为引经药，载诸药

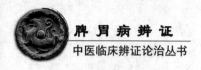

上行。

耳窍积液黏稠量多者，可加藿香、佩兰以芳香化浊；积液清稀而量多者，可加泽泻、桂枝以温化水湿；若肝气不舒、心烦胸闷者，可选加柴胡、白芍、香附以疏肝理气，通耳窍；脾虚甚者，加黄芪以补气健脾。

**20. 疳积上目（中焦虚寒）**

疳积上目是指继发于小儿疳积，初起眼干涩、夜盲，日久黑睛生翳糜烂，甚则溃破穿孔的眼病。本病相当于西医学之角膜软化症。

《中医眼科学》分为肝脾亏虚、脾虚肝热和中焦虚寒证。

【临床表现】头眼疼痛，畏光流泪，白睛干燥，抱轮微红，黑睛灰白浑浊或溃烂；多伴面白无华，四肢不温，大便频泄。舌淡，苔薄，脉细弱。

【证机概要】久泻阳虚，寒从中生，寒凝气滞。

【治法】温中散寒，补益脾胃。

【方药】附子理中汤加减。

若脘腹冷痛者，可加炮姜、肉桂以温中散寒。若本病有泄泻不止、手足浮肿、全身枯瘦者，当以挽救生命为要，按儿科疳积危重症救治。

**21. 视衣脱离（脾虚湿泛）**

视衣脱离相当于西医学的视网膜脱离，是视网膜内九层与其色素上皮层之间的分离而引起视功能障碍的眼病。

《中医眼科学》分为脾虚湿泛、脉络瘀滞和肝肾阴虚等证。

【临床表现】视物昏蒙，玻璃体浑浊，视网膜脱离；或术后视网膜下仍有积液，伴倦怠乏力，面色少华，或食少便溏。

舌淡胖有齿痕，苔白滑，脉细或濡。

【证机概要】脾虚失运，湿浊停聚。

【治法】健脾益气，利水化浊。

【方药】补中益气汤合四苓散加减。

积液多者，加苍术、薏苡仁、车前子以除湿利水。

**22. 夜啼（脾寒气滞）**

婴儿若白天能安静入睡，入夜则啼哭不安，时哭时止，或每夜定时啼哭，甚则通宵达旦，称为夜啼。多见于新生儿及婴儿。本节主要论述婴儿夜间不明原因的反复啼哭。

《中医儿科学》分为脾寒气滞、心经积热和惊恐伤神等证。

【临床表现】啼哭时哭声低弱，时哭时止，睡喜蜷曲，腹喜摩按，四肢欠温，吮乳无力，胃纳欠佳，大便溏薄，小便较清，面色青白，唇色淡红。舌苔薄白，指纹多淡红。

【证机概要】感寒受冷，脾阳受损，寒凝气滞而致。

【治法】温脾散寒，行气止痛。

【方药】乌药散合匀气散加减。

方中乌药、高良姜、炮姜温中散寒；砂仁、陈皮、木香、香附行气止痛；白芍、甘草缓急止痛；桔梗载药上行，调畅气机。

大便溏薄，加党参、白术、茯苓健脾益气；时有惊惕，加蝉蜕、钩藤祛风镇惊；哭声微弱，胎禀怯弱，形体羸瘦者，可酌用附子理中汤，以温壮元阳。

**23. 腹痛（寒邪内阻）**

腹痛是指胃脘以下、耻骨毛际以上部位发生疼痛为主症的病证。

腹痛是临床上极为常见的一个症状，内科腹痛常见于西医

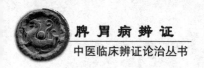

学的肠易激综合征、消化不良、胃肠痉挛、不完全性肠梗阻、肠粘连、肠系膜和腹膜病变、泌尿系结石、急慢性胰腺炎、肠道寄生虫等，以腹痛为主要表现者均可参照本节内容辨证施治。

《中医内科学》分为寒邪内阻、湿热壅滞、饮食积滞、肝郁气滞、瘀血内停和中虚脏寒等证。

【临床表现】腹痛拘急，遇寒痛甚，得温痛减，口淡不渴，形寒肢冷，小便清长，大便清稀或秘结。舌质淡，苔白腻，脉沉紧。

【证机概要】寒邪凝滞，中阳被遏，脉络痹阻。

【治法】散寒温里，理气止痛。

【方药】良附丸合正气天香散加减。

良附丸温里散寒，正气天香散理气温中，两者合用，共奏散寒止痛之效。适用于治疗寒邪阻遏中阳、腹痛拘急、得热痛减的证候。

方中高良姜、干姜、紫苏温中散寒；乌药、香附、陈皮理气止痛。

如寒重、痛势剧烈、手足逆冷、脉沉细者，可加入附子、肉桂辛热通阳，散寒止痛；若少腹拘急冷痛，属肝经寒凝气滞者，可加吴茱萸、小茴香、沉香以暖肝散寒；腹中冷痛，兼见便秘，加附子、大黄以温通腑气；若夏日感受寒湿，伴见恶心呕吐、胸闷、纳呆、身重、倦怠、舌苔白腻者，可酌加藿香、苍术、厚朴、蔻仁、半夏，以温中散寒，化湿运脾。

# 小　结

寒湿困脾证是指寒湿内盛，困阻脾阳，脾失温运，以纳呆、腹胀、便溏、身重等为主要表现的寒湿证候，又称湿困脾阳证、寒湿中阻证、太阴寒湿证。

## （一）寒湿困脾涉及的病证

寒湿困脾涉及的病证有鼓胀、子满、阴黄、胎黄、水肿、子肿、肥胖、经行泄泻、泄泻、急性肾小球肾炎、股肿、缠腰火丹、黧黑斑、湿疮、婴儿湿疮、黄水疮、脓耳、脓耳眩晕、耳胀耳闭、疳积上目、视衣脱离、夜啼和腹痛。

## （二）临床表现

### 1. 主症

由于病证及部位不同，其主要症状也不同。鼓胀为腹大胀满。子满是在妊娠中期后腹部增大异常。阴黄表现为面目及肌肤发黄，其色均晦暗。水肿、子肿表现为面目、四肢浮肿。急性肾小球肾炎恢复期表现为浮肿消退，尿量增加，血压下降，血尿及蛋白尿减轻。泄泻为泄泻清稀，甚则如水样。肥胖表现为神疲乏力、身体困重、胸闷脘胀、四肢轻度浮肿、晨轻暮重、劳累后明显。股肿见下肢肿胀日久，朝轻暮重，活动后加重。缠腰火丹表现为疱色较淡，疱壁较松；黧黑斑面部褐色，状如尘土；黄水疮、湿疮、婴儿湿疮有不同的糜烂渗出、瘙痒、丘疹，脓疱稀疏、色淡黄或淡白。脓耳为耳内流脓，脓耳眩晕除流脓外，还有眩晕反复发作，耳胀耳闭有耳内胀闷堵塞感。疳积上目表现为头眼疼痛，畏光流泪，白睛干燥，抱轮微红，黑睛灰白混浊或溃烂等。视衣脱离则视物昏蒙，玻璃体混浊，视网膜脱离。夜啼则啼哭时哭声低弱，时哭时止。腹痛为遇寒痛甚，得温痛减。

### 2. 兼症

多精神困倦，怯寒懒动，四肢不温，尿少便溏，或有脘腹痞胀，得热则舒，或有身体困重，胸闷，纳呆，泛恶，兼外感

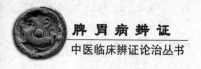

风寒，见恶寒、发热、头痛、肢体酸痛，妇女可有月经色淡、白带量多等。

### （三）舌象与脉象

**1. 舌象**

舌质淡、淡胖，或边有齿痕，舌苔薄、白腻、白厚腻或白滑，也有舌红苔白腻者。

**2. 脉象**

脉缓、濡细、濡缓、沉、沉缓、沉弱或沉迟、缓弱、濡滑、沉紧，指纹多淡红。

### （四）代表方

本节 23 个病证中选用参苓白术散的有 8 个，其中脾虚湿停的肥胖合用防己黄芪汤，此外还有湿疮或用参苓白术散。选用参苓白术散的有经行泄泻、急性肾小球肾炎、股肿、缠腰火丹、䵟黑斑、黄水疮、耳胀耳闭等。

**1. 参苓白术散**

补益剂中的补气方，乃四君子汤加莲子肉、薏苡仁、缩砂仁、桔梗、白扁豆、山药。

功用：益气健脾，渗湿止泻。

主治：脾虚湿盛证。两方均有益气健脾之功，四君子汤以补气为主，参苓白术散兼有渗湿行气的作用，并能护肺，是治疗脾虚湿盛的常用方。

现代应用：常用于慢性胃肠炎、贫血、慢性支气管炎、慢性肾炎以及妇女带下等属脾虚湿盛者。临床多根据病情，加用相应的药物。

**2. 补中益气汤**

补益剂中的补气方。

功用：补中益气，升阳举陷。

主治：脾虚气陷和气虚发热证。本节合四苓散治疗脾虚湿泛的视衣脱离。

**3. 胃苓汤**

功用：健脾利湿。

主治：脾虚湿蕴的湿疮。合五皮饮用于水湿困脾的水肿。

**4. 实脾饮**

祛湿剂中的温化寒湿方。

功用：温阳健脾，行气利水。

主治：脾肾阳虚、水气内停的阴水。本节用于水湿困脾的鼓胀与脾阳虚衰的水肿。

**5. 附子理中汤**

为理中丸的附方。

功用：益气温中健脾。

主治：脾阳虚证。本节用于中焦虚寒的疳积上目。

**6. 黄芪建中汤**

为小建中汤的附方，温里剂，属于温中祛寒方。

功用：温中散寒，和胃止痛。

主治：脾虚湿滞的阴黄。

**7. 其他**

白术散加砂仁或健脾利水汤治疗脾虚湿停的子肿、小儿化湿汤治疗脾虚湿蕴的婴儿湿疮等。良附丸合正气天香散用于寒邪内阻的腹痛，乌药散合匀气散用于脾寒气滞的夜啼，茵陈理中汤用于寒湿阻滞困脾的胎黄，茵陈术附汤用于脾虚寒阻的阴黄等。脾虚水困的子满除健脾利水外还要养血安胎，故选用鲤鱼汤或当归芍药散。脾虚湿困的脓耳与脓耳眩晕，既要健脾渗

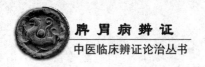

湿，又要补托排脓，故用托里消毒散，脓耳眩晕还要合半夏白术天麻汤。脾虚湿停的子肿选健脾利水的白术散加砂仁或健脾利水汤。

# 第六节　脾虚痰浊瘀血证

痰浊与瘀血都是病理产物。痰饮是人体水液代谢所形成的病理产物，一般以较稠浊的称为痰，清稀的称为饮。痰分为有形之痰与无形之痰，有形之痰是指视之可见、闻之有声的痰液，如咳嗽吐痰、喉中痰鸣，或指触之有形之痰核。无形之痰是指只见其征象，不见其性质的痰病，如眩晕、癫狂等。中医对"痰"的认识主要是以临床征象为依据来进行分析。痰饮的形成多与肺、脾、肾及三焦的功能失常密切相关。其中脾失健运、水湿内生可以凝聚生痰。脾虚生痰是湿邪的进一步发展。在《中医诊断学》中无脾虚痰浊。

瘀血是体内血液停积而形成的病理产物，包括体内瘀积离经之血和血液运行不畅、停滞于经脉或脏腑组织内的血液。因为津血同源故一起讨论。

### 1. 眩晕（痰湿中阻）

眩是指眼花或眼前发黑，晕是指头晕甚或感觉自身或外界景物旋转。临床上两者往往相伴而生。眩晕是临床常见症状，可见于西医学的多种疾病。临床表现以眩晕为主症者均可参考本节有关内容辨证论治。

《中医内科学》分为肝阳上亢、气血亏虚、肾精不足、痰湿中阻和瘀血阻窍等证。

《中医耳鼻咽喉科学》分为风邪外袭、痰浊中阻（困脾）、肝阳上亢、寒水上泛、髓海不足和上气不足等证。

【临床表现】眩晕，头重昏蒙，或伴视物旋转，胸闷恶心，呕吐痰涎，食少多寐。舌苔白腻，脉濡滑。

【证机概要】痰浊中阻，上蒙清窍，清阳不升。

【治法】化痰祛湿，健脾和胃。

【方药】半夏白术天麻汤加减。

本方燥湿化痰，平肝息风，用于治疗脾虚湿盛、风痰上扰之眩晕。

方中半夏、陈皮健脾燥湿化痰；白术、薏苡仁、茯苓健脾化湿；天麻化痰息风，止头眩。

若眩晕较甚，呕吐频作，视物旋转，可酌加代赭石、竹茹、生姜、旋覆花以镇逆止呕；若脘闷、纳呆，加砂仁、白蔻仁等芳香和胃；若兼见耳鸣重听，可酌加郁金、菖蒲、葱白以通阳开窍；若痰郁化火，头痛头胀，心烦口苦，渴不欲饮，舌红苔黄腻，脉弦滑者，宜用黄连温胆汤清化痰热。

《中医耳鼻咽喉科学》中耳眩晕（痰浊困脾）用燥湿健脾、涤痰止眩法，也选半夏白术天麻汤加减。湿重者，倍用半夏，加泽泻；痰火互结者，加黄芩、胆南星、黄连；呕恶较甚者，加竹茹。亦可选用泽泻汤加味。

眩晕缓解后应注意健脾益气，调理脾胃，以杜生痰之源，防止复发，可用六君子汤加减以善后。

**2. 头痛（痰浊脾虚）**

头痛是临床常见的自觉症状，可单独出现，亦见于多种疾病的过程中。本节所讨论的头痛是指因外感六淫、内伤杂病而引起的以头痛为主要表现的一类病证。头痛可见于西医学内、外、神经、精神、五官等各科疾病中。本节所讨论的主要为内

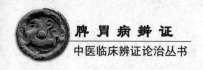

科常见的头痛，如血管性头痛、紧张性头痛、三叉神经痛、外伤后头痛，部分颅内疾病、神经官能症及某些感染性疾病、五官科疾病的头痛等，均可参照本节内容辨证施治。

《中医内科学》分为外感头痛和内伤头痛。外感头痛又分为风寒头痛、风热头痛和风湿头痛；内伤头痛分为肝阳头痛、血虚头痛、痰浊（脾虚）头痛、肾虚头痛和瘀血头痛。

【临床表现】头痛昏蒙，胸脘满闷，纳呆呕恶。舌苔白腻，脉滑或弦滑。

【证机概要】脾失健运，痰浊中阻，上扰清窍。

【治法】健脾燥湿，化痰降逆。

【方药】半夏白术天麻汤加减。

本方燥湿化痰，平肝息风，用于脾虚生痰、风痰上扰清窍所导致的头痛。

方中半夏、陈皮和中化痰；白术、茯苓健脾化湿；天麻、白蒺藜、蔓荆子平肝息风止痛。

若痰湿久郁化热、口苦便秘、舌红苔黄腻、脉滑数者，可加黄芩、竹茹、枳实、胆南星；若胸闷、呕恶明显，加厚朴、枳壳、生姜和中降逆。

**3. 闭经（痰湿阻滞）**

女子年逾 16 周岁，月经尚未来潮，或月经周期已建立后又中断 6 个月以上者，称闭经。本病概念与西医闭经相同。

《中医妇科学》分为气血虚弱、肾气亏损、阴虚血燥、气滞血瘀和痰湿阻滞等证。

【临床表现】月经延后，经量少，色淡质黏腻，渐至月经停闭；伴形体肥胖，胸闷泛恶，神疲倦怠，纳少痰多，或带下量多、色白。苔腻，脉滑。

【证机概要】脾虚生痰，或素体肥胖，多痰多湿；痰湿下注，壅滞冲任，血海不满。

【治法】健脾燥湿化痰，活血调经。

【方药】四君子汤合苍附导痰丸加当归、川芎。

四君子汤健脾益气，脾胃健运，痰湿不生。苍附导痰丸燥湿健脾，行气消痰，原治因痰湿阻滞之闭经；当归、川芎养血活血以通调经脉。诸药合用，健脾化痰燥湿，行气活血调经。标本同治，使脾运湿除痰消，经脉通畅，经血可行。

### 4. 子嗽（脾虚痰饮）

妊娠期间咳嗽不已，称"妊娠咳嗽"，亦称"子嗽"。

《中医妇科学》分为阴虚肺燥和脾虚痰饮两证。

【临床表现】妊娠期间咳嗽痰多，胸闷气促，甚至喘不得卧，神疲纳呆。舌淡胖，苔白腻，脉濡滑。

【证机概要】素体脾虚，孕后气以载胎，脾虚益甚，运化失职，水湿停聚，聚湿成痰。

【治法】健脾除湿，化痰止咳。

【方药】六君子汤加苏梗、紫菀。

原方治胃气虚弱，用此方调和脾胃。脾胃健运，痰湿自除。

方中黄芩、山栀清热降火；麦冬、知母、贝母、桑白皮清热润肺，化痰止咳；桔梗、甘草、橘红利气化痰；茯苓健脾利湿；瓜蒌仁清热化痰，宽胸散结；加陈皮、法半夏、紫菀、苏梗，加强化痰止咳之功。全方清热化痰，润肺止咳，使痰火得清，咳嗽自止，则胎可安。

若痰郁化火，症见咳痰不爽、痰涎黄稠、面红口干、舌红、苔黄腻、脉滑数，治宜清肺化痰，止咳安胎，方用清金化

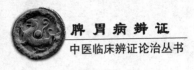

痰汤。

**5. 癫痫（脾虚痰盛）**

癫痫是以突然仆倒，昏不识人，口吐涎沫，两目上视，肢体抽搐，惊掣啼叫，喉中发出异声，片刻即醒，醒后一如常人为特征，具有反复发作特点的一种疾病。

《中医儿科学》分为惊痫、痰痫、风痫、瘀血痫、脾虚痰盛和脾肾两虚。

《中医内科学》称为痫病，分为风痰闭阻、痰火扰神、瘀阻脑络、心脾两虚和心肾两虚。

【临床表现】癫痫发作频繁或反复发作，神疲乏力，面色无华，时作眩晕，食欲欠佳，大便稀薄。舌质淡，苔薄腻，脉细软。

【证机概要】反复发作，耗伤机体气阴，脾虚生痰，痰浊阻络。

【治法】健脾化痰。

【方药】六君子汤加味。

方中人参、白术、茯苓、甘草健脾益气；陈皮、半夏行气化痰；天麻、钩藤、乌梢蛇平肝息风。

大便稀溏者，加山药、白扁豆、藿香健脾燥湿；纳呆食少者，加山楂、神曲、砂仁醒脾开胃。

**6. 多发性抽搐症（脾虚痰聚）**

多发性抽搐症又称抽动－秽语综合征。其临床特征为慢性、波动性、多发性运动肌快速抽搐，并伴有不自主发声和语言障碍。

《中医儿科学》分为气郁化火、脾虚痰聚和阴虚风动三证。

【临床表现】面黄体瘦，精神不振，胸闷作咳，喉中声响，皱眉眨眼，嘴角抽动，肢体动摇，发作无常，脾气乖戾，夜睡不安，纳少厌食。舌质淡，苔白或腻，脉沉滑或沉缓。

【证机概要】脾虚生痰，痰引风动。

【治法】健脾化痰，平肝息风。

【方药】十味温胆汤加减。

方中党参、茯苓健脾助运；陈皮、半夏燥湿化痰；枳实顺气消痰；远志、枣仁化痰宁心；钩藤、白芍、石决明平肝息风；甘草调和诸药。

痰热甚者，去半夏，加黄连、瓜蒌皮清热化痰；纳少厌食者，加神曲、麦芽调脾开胃。

### 7. 肥胖（痰湿内盛困脾）

肥胖是由于多种原因导致体内膏脂堆积过多，体重异常增加，并伴有头晕乏力、神疲懒言、少动气短等症状的一类病证。西医学的单纯性（体质性）肥胖病、继发性肥胖病可参照本节治疗。

《中医内科学》分为胃热滞脾、痰湿内盛（困脾）、脾虚不运和脾肾阳虚证。

【临床表现】形盛体胖，身体重着，肢体困倦，胸膈痞满，痰涎壅盛，头晕目眩，口干而不欲饮，嗜食肥甘厚味，神疲嗜卧。苔白腻或白滑，脉滑。

【证机概要】痰湿内盛，困遏脾运，阻滞气机。

【治法】燥湿化痰，理气消痞。

【方药】导痰汤加减。

本方燥湿化痰和胃，理气开郁消痞，适用于痰湿内盛、气机壅滞之肥胖。

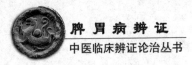

方中半夏、制南星、生姜燥湿化痰和胃；橘红、枳实理气化痰；冬瓜皮、泽泻淡渗利湿；决明子通便；莱菔子消食化痰；白术、茯苓健脾化湿；甘草调和诸药。

湿邪偏盛者，可加苍术、薏苡仁、赤小豆、防己、车前子；痰湿化热，症见心烦少寐，纳少便秘，舌红苔黄，脉滑数，可酌加竹茹、浙贝母、黄芩、黄连、瓜蒌仁等，并以胆南星易制南星；痰湿蕴久，壅阻气机，以致痰瘀交阻，伴见舌暗或有瘀斑者，可酌加当归、赤芍、川芎、桃仁、红花、丹参、泽兰等。

### 8. 积滞（脾虚夹积）

积滞是指小儿内伤乳食，停聚中焦，积而不化，气滞不行所形成的一种胃肠疾患。以不思乳食、食而不化、脘腹胀满、嗳气酸腐、大便溏薄或秘结酸臭为特征。

《中医儿科学》分为乳食内积和脾虚夹积两证。

【临床表现】面色萎黄，形体消瘦，神疲肢倦，不思乳食，食则饱胀，腹满喜按，大便稀溏酸腥，夹有乳片或不消化食物残渣。舌质淡，苔白腻，脉细滑，指纹淡滞。

【证机概要】素体脾虚，病后失调，乳食内积，日久不愈。

【治法】健脾助运，消食化滞。

【方药】健脾丸加减。

方中人参、白术、茯苓、甘草健脾益气；麦芽、山楂、神曲消食化积；陈皮、枳实、砂仁醒脾理气化滞。

呕吐，加生姜、丁香、半夏温中和胃，降逆止呕；大便稀溏，加山药、薏苡仁、苍术健脾化湿；腹痛喜按，加干姜、白芍、木香温中散寒，缓急止痛；舌苔白腻，加藿香、佩兰芳香醒脾化湿。

### 9. 痞满（痰湿阻脾）

痞满是指以自觉心下痞塞、胸膈胀满、触之无形、按之柔软、压之无痛为主要症状的病证。按部位痞满可分为胸痞、心下痞等。心下即胃脘部。本节主要讨论以胃脘部出现上述症状的痞满，又可称胃痞。根据痞满的临床表现，西医学的慢性胃炎（包括浅表性胃炎和萎缩性胃炎）、功能性消化不良、胃下垂等疾病，若以上腹胀满不舒为主症时可参照本节内容辨证论治。

《中医内科学》分为实痞和虚痞。实痞又分为阴湿内停、痰湿中阻（阻脾）、湿热阻胃和肝胃不和证。虚痞分为脾胃虚弱和胃阴不足证。

【临床表现】脘腹痞塞不舒，胸膈满闷，头晕目眩，身重困倦，呕恶纳呆，口淡不渴，小便不利。舌苔白厚腻，脉沉滑。

【证机概要】痰浊阻滞，脾失健运，气机不和。

【治法】除湿化痰，理气和中。

【方药】二陈平胃汤加减。

本方燥湿健脾，化痰利气，用于脘腹胀满、呕恶纳呆之症。

方中制半夏、苍术、藿香燥湿化痰；陈皮、厚朴理气消胀；茯苓、甘草健脾和胃。

若痰湿盛而胀满甚者，可加枳实、紫苏梗、桔梗等，或合用半夏厚朴汤以加强化痰理气；气逆不降、嗳气不止者，加旋覆花、代赭石、枳实、沉香等；痰湿郁久化热而口苦、舌苔黄者，改用黄连温胆汤；兼脾胃虚弱者，加用党参、白术、砂仁

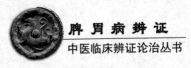

健脾和中。

**10. 肉瘤（脾虚痰凝）**

肉瘤是发于皮里膜外，由脂肪组织过度增生而形成的良性肿瘤。其特点是漫肿，皮色不变，不紧不宽，如肉之隆起。相当于西医学的脂肪瘤。小的肉瘤可不处理，瘤体较大者宜手术切除，并配合中医药治疗。

《中医外科学》中肉瘤归在"瘤"、"岩"章内，属气郁（脾虚）痰凝。

【临床病灶】肿块多为单个，少数为多发，大小不一，瘤体柔软如绵，推之可移动，皮色不变，生长缓慢。舌淡，苔白，脉滑。

【证机概要】脾不胜湿，郁结成痰。

【治法】理气健脾，化痰散结。

【方药】化坚二陈丸合十全流气饮加减。

前方清热化痰散结，用于体表各部痰核。后方疏肝解郁，健脾理气。

**11. 绿风内障（脾湿痰郁）**

绿风内障是以头眼胀痛、眼珠变硬、瞳神散大、瞳色淡绿、视力锐减为主要临床特征的眼病。相当于西医学之急性闭角型青光眼。

《中医眼科学》分为风火攻目、气火上逆和（脾湿）痰火郁结。

【临床表现】头眼胀痛，视力锐减，眼压升高，抱轮红赤或白睛浑赤，黑睛雾状浑浊，前房较浅，瞳神稍有散大，展缩不灵，房角有粘连；动辄眩晕，呕吐痰涎。舌红，苔黄，脉弦滑。

【证机概要】脾湿不运生痰，郁久化火，痰火上攻头目。

【治法】降火逐痰。

【方药】将军定痛丸加减。

若动辄眩晕、呕吐甚者，加天竺黄、竹茹等以清火化痰；黑睛雾状混浊、眼压升高甚者，可加猪苓、茯苓、通草、泽泻以利水泄热。

### 12. 青风内障（痰湿犯目）

青风内障是指眼无明显不适，或时有轻度眼胀及视物昏蒙，视野渐窄，终致失明的内障眼病。相当于西医学之原发性开角型青光眼。

《中医眼科学》分为（脾虚）痰湿泛目、痰湿血郁（肝郁）和肝肾亏虚证。

【临床表现】早期偶有视物昏蒙，或瞳神稍大，眼底视盘杯盘比增大，或两眼视盘杯盘比差值大于0.2，严重时视盘苍白，可见视野缺损，甚或呈管状，眼压偏高；全身可伴头昏眩晕，欲呕恶。舌淡，苔白腻，脉滑。

【证机概要】先天禀赋不足或久病耗气伤阳，脾阳失却温养，痰湿犯目。

【治法】温阳化痰，利水渗湿。

【方药】温胆汤合五苓散加减。

若痰湿上泛、头眼胀痛者，可加川芎、车前草、通草以利水渗湿。

### 13. 视瞻有色（痰湿化热）

视瞻有色是指外眼无异常，唯视物昏蒙不清，中心有灰暗或棕黄色阴影遮挡，或视物变形的内障眼病。相当于西医学的中心性浆液性脉络膜视网膜病变。

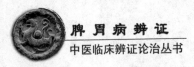

《中医眼科学》将视瞻有色分为水湿上泛、痰湿化热、肝肾不足等证。

【临床表现】视物模糊，眼前棕黄色阴影，视物变小或变形，眼底可见黄斑水肿及黄白色渗出；脘腹痞满，纳呆呕恶，小便短赤。舌红，苔黄腻，脉濡数。

【证机概要】偏嗜肥甘，或嗜食烟酒，脾虚湿盛，聚湿生痰。

【治法】疏肝解郁，健脾利湿。

【方药】三仁汤加减。

黄斑区黄白色点状渗出较多者，可加丹参、郁金、山楂以理气化瘀；脘腹痞满者，宜加鸡内金、莱菔子以消食散结；小便短赤者，加车前草、泽泻、黄柏以助清热利湿。

### 14. 消渴目病（痰瘀阻滞）

消渴目病是指由消渴病引起的内障眼病。消渴目病相当于西医学之糖尿病性视网膜病变，为糖尿病的严重并发症之一，是以视网膜血管闭塞性循环障碍为主要病理改变的致盲性眼病。

《中医眼科学》分为阴虚燥热、气阴两虚、脾肾两虚、瘀血内阻和痰瘀阻滞等证。

【临床表现】视力下降，眼前有黑影飘动，眼底视网膜水肿、渗出，视网膜有新生血管、出血，玻璃体可有灰白增殖条索或与视网膜相牵、视网膜增殖膜；形盛体胖，头身沉重，身体某部位固定刺痛，口唇或肢端紫暗。舌紫有瘀斑，苔厚腻，脉弦滑。

【证机概要】痰瘀互结，有形之物阻滞，脉络不利。

【治法】健脾燥湿，化痰祛瘀。

【方药】温胆汤加减。

加丹参、郁金、山楂、僵蚕以祛痰解郁，活血祛瘀；玻璃体有灰白增殖条索、视网膜增殖膜者，酌加浙贝母、昆布、海藻、莪术以活血软坚散结。

### 15. 风牵偏视（风痰阻络）

风牵偏视是以眼珠突然偏斜、转动受限、视一为二为临床特征的眼病，又称目偏视、坠睛、坠睛眼。风牵偏视相当于西医学之麻痹性斜视。

《中医眼科学》将风牵偏视分为风邪中络、风痰阻络和脉络瘀阻等证。

【临床表现】发病急骤，可见目偏斜，眼珠转动失灵，倾头瞻视，视物昏花，视一为二，兼见胸闷呕恶，食欲不振，泛吐痰涎。舌苔白腻，脉弦滑。

【证机概要】脾虚痰聚，复感风邪，风痰阻络。

【治法】祛风除湿，化痰通络。

【方药】正容汤加减。

可酌加赤芍、当归以活血通络；恶心呕吐甚者，可加竹茹以涤痰止呕；痰湿偏重者，酌加薏苡仁、石菖蒲、佩兰以芳香化浊，除湿祛痰。

### 16. 急喉风（脾虚风痰壅闭）

急喉风是喉风的一种，因其发病急速、病情急重而定名。以咽喉红肿疼痛、呼吸困难、痰涎壅盛、语言难出、汤水难下为主要症状，又称紧喉风。如出现牙关拘急、口噤如锁等危急症状，名为锁喉风。本病属西医学的急性喉阻塞范畴。

《中医儿科学》分为风热外袭、热毒内阻，热毒熏蒸、痰热壅结和风寒痰浊、凝聚咽喉证。

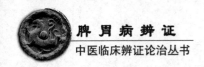

《中医急诊学》将急喉风分为痰火壅闭和（脾虚）风痰壅闭。

【临床表现】多见于小儿患者。外感风邪之后突发喉间堵塞，痰声辘辘，呼吸不畅，甚则牙关紧闭，目睛上视，四肢躁扰，可见三或四凹征，声音嘶哑，发音费力，甚则无音。检查见喉部黏膜肿胀色淡，声带水肿，喉部有多量白色痰涎。或见恶寒发热，头痛，鼻塞流涕，胸部痞闷，纳差，腹胀便溏。舌淡，苔白腻或白滑，脉濡缓或滑。

【证机概要】脾虚痰湿内盛，外感风邪，引动痰涎上壅，闭阻喉间，气道不通而为病。

【治法】疏风散邪，涤痰开窍。

【方药】三拗汤合涤痰汤。

### 17. 积聚（正虚瘀结）

积聚是腹内结块，或痛或胀的病证。分别言之，积属有形，结块固定不移，痛有定处，病在血分，是为脏病；聚属无形，包块聚散无常，痛无定处，病在气分，是为腑病。因积与聚关系密切，故两者往往一并论述。西医学中凡多种原因引起的肝脾大、增生型肠结核、腹腔肿瘤等多属"积"之范畴；胃肠功能紊乱、不完全性肠梗阻等原因所致的包块与"聚"关系密切。

《中医内科学》将积聚分为聚证（肝气郁结、食滞痰阻）和积证（气滞血阻、瘀血内结、正虚瘀结）。

【临床表现】久病体弱，积块坚硬，隐痛或剧痛，饮食大减，肌肉瘦削，神倦乏力，面色萎黄或黧黑，甚则面肢浮肿。舌质淡紫，或光剥无苔，脉细数或弦细。

【证机概要】积聚日久，中虚失运，气血衰少。

【治法】补血益气，活血化瘀。

【方药】八珍汤合化积丸加减。

八珍汤补血益气，适用于气血衰少之证；化积丸活血化瘀，软坚消积，适用于瘀血内结之积块。

方中人参、白术、茯苓、甘草补气；当归、白芍、地黄、川芎益血；三棱、莪术、阿魏、瓦楞子、五灵脂活血化瘀消积；香附、槟榔行气活血。

若阴伤较甚，头晕目眩，舌光无苔，脉象细数者，可加生地、北沙参、枸杞子、石斛；如牙龈出血、鼻衄，酌加山栀、丹皮、白茅根、茜草、三七等凉血化瘀止血；若畏寒肢肿、舌淡白、脉沉细者，加黄芪、附子、肉桂、泽泻等以温阳益气，利水消肿。

### 18. 积聚（瘀血内结）

《中医内科学》将积聚分为聚证（肝气郁结、食滞痰阻）和积证（气滞血阻、瘀血内结、正虚瘀结）。

【临床表现】腹部积块明显，质地较硬，固定不移，隐痛或刺痛，形体消瘦，纳谷减少，面色晦暗或黧黑，面、颈、胸、臂或有血痣赤缕，女子可见月事不下。舌质紫或有瘀斑瘀点，脉细涩等。

【证机概要】瘀结不消，正气渐损，脾运不健。

【治法】祛瘀软坚，佐以扶正健脾。

【方药】膈下逐瘀汤合六君子汤加减。

膈下逐瘀汤重在活血行气，消积止痛，适用于瘀血结块，为本证的主方；六君子汤旨在调补脾胃，适用于脾虚气弱，运化失健者，可与上方合用或间服，达到攻补兼施的目的。如积块肿大坚硬而正气受损者，可并服鳖甲煎丸化瘀软坚，兼顾

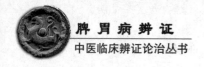

正气。

　　方中当归、川芎、桃仁、三棱、莪术、石见穿活血化瘀消积；香附、乌药、陈皮行气止痛；人参、白术、黄精、甘草健脾扶正。

　　如积块疼痛，加五灵脂、玄胡索、佛手片活血行气止痛；如痰瘀互结、舌苔白腻者，可加白芥子、半夏、苍术等化痰散结药物。

# 小　　结

　　痰饮是人体水液代谢所形成的病理产物，一般以较稠浊的称为痰，清稀的称为饮。痰分为有形之痰与无形之痰，有形之痰是指视之可见、闻之有声的痰液，如咳嗽吐痰、喉中痰鸣，或指触之有形之痰核。无形之痰是指只见其征象，不见其性质的痰病，如眩晕、癫狂等。中医对"痰"的认识主要是以临床征象为依据来进行分析。痰饮的形成多与肺、脾、肾及三焦的功能失常密切相关。其中脾失健运、水湿内生可以凝聚生痰。脾虚生痰是湿邪的进一步发展。在《中医诊断学》中无脾虚痰浊。

　　（一）脾虚痰浊瘀血涉及的病证

　　本节多与无形之痰有关，涉及的病证有眩晕、头痛、闭经、子嗽、癫痫、多发性抽搐症、肥胖、积滞、痞满、肉瘤、绿风内障、青风内障、视瞻有色、消渴目病、风牵偏视、急喉风。与瘀血有关的有积聚。

　　（二）临床表现

**1. 主症**

　　痰饮的主症比较复杂，由于病证不同，其表现也不同。子嗽当为有形之痰，在妊娠期间咳嗽痰多，胸闷气促，甚至喘不得卧；闭经表现为月经延后，经量少，色淡质黏腻，渐至月经停闭；眩晕与头痛表现为头重昏蒙、眩晕或伴视物旋转；癫痫与多发性抽搐症，皆有反复频繁发作或发作无常的表现；肥胖与痞满有肢体困倦、胸膈痞满等表现；积滞表现为不思乳食，食则饱胀，腹满喜按，大便稀溏酸腥，夹有乳片或不消化食物残渣；肉瘤表现为瘤体柔软如绵，推之可移动，皮色不变；目病表现为视力下降，眼前有黑影飘动，眼底视网膜水肿、渗出，视网膜有新生血管、出血；风牵偏视发病急骤，眼珠转动失灵，可见目偏斜或视物昏花，视一为二等；急喉风表现为突发喉间堵塞，痰声辘辘，呼吸不畅，甚则牙关紧闭，目睛上视，声音嘶哑，甚则无音。积聚表现为积块坚硬，隐痛或剧痛，饮食大减。

**2. 兼症**

脾虚痰湿者，表现为神疲乏力或不振，面色无华或面黄体瘦，时作眩晕，胸闷呕恶，食欲欠佳，大便稀薄，夜睡不安；有瘀血者，表现为身体某部位固定刺痛，口唇或肢端紫暗、面色萎黄或黧黑，或面、颈、胸、臂有血痣赤缕，女子可见月事不下；有表证者或见恶寒发热、头痛、鼻塞流涕等。

**（三）舌象与脉象**

**1. 舌象**

脾虚痰湿者舌质淡、淡胖，苔白、白腻、薄腻，化热者舌红苔黄，有瘀血者舌紫有瘀斑、瘀点，舌苔厚腻或光剥无苔。

**2. 脉象**

脉滑或弦滑、濡滑、沉滑或沉缓、细滑，指纹淡滞，有瘀血者，脉细数或弦细、细涩。

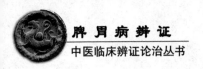

（四）代表方

**1. 半夏白术天麻汤**

半夏白术天麻汤乃燥湿化痰的二陈汤加健脾燥湿的白术和平肝息风的天麻，属祛痰剂中的化痰息风方。

功用：化痰息风，健脾祛湿。

主治：风痰上扰证，本节用于眩晕与头痛。

现代应用：常用于耳源性眩晕、高血压病、神经性眩晕、癫痫、面神经麻痹等属风痰上扰证。

加减：痰湿中阻的眩晕加薏苡仁；眩晕较甚，酌加代赭石、竹茹、生姜、旋覆花；脘闷纳呆，加砂仁、白蔻仁；兼见耳鸣重听，可酌加郁金、菖蒲、葱白；脾虚痰浊的头痛加白蒺藜、蔓荆子；痰湿久郁化热者，加黄芩、竹茹、枳实、胆南星；若胸闷、呕恶明显，加厚朴、枳壳、生姜。

**2. 温胆汤**

二陈汤加竹茹、枳实。

功用：理气化痰，和胃利胆。

主治：痰瘀阻滞，胆郁痰扰证。酌加浙贝母、昆布、海藻、莪术用于消渴目病；合五苓散用于痰湿犯目的青风内障。

**3. 十味温胆汤**

温胆汤加酸枣仁、大远志、熟地、人参组成。

功用：益气养血，化痰宁心。

主治：心胆虚怯、痰浊内生证。本节用于脾虚痰聚的多发性抽搐症。

**4. 导痰汤**

二陈汤的附方，加南星、枳实。

功用：燥湿祛痰，行气开郁。

主治：痰厥证。本节用于痰湿困脾的肥胖。

与二陈汤有关的还有六君子汤、二陈平胃汤、化坚二陈丸、苍附导痰丸、涤痰汤等，都是根据病情，加用相应的药物及合用相应的方剂。

**5. 其他**

具有健脾清热利湿的三仁汤，用于痰湿化热的视瞻有色；降火逐痰的将军定痛丸，用于脾湿痰郁的绿风内障；祛风除湿、化痰通络的正容汤，用于风痰阻络的风牵偏视；健脾助运、消食化滞的健脾丸用于脾虚夹积的积滞等。

血瘀者，正虚瘀结的积聚用补益气血、活血化瘀的八珍汤合化积丸；瘀血内结选祛瘀软坚、扶正健脾的膈下逐瘀汤合六君子汤。

# 第七节　湿热蕴脾证

湿热蕴脾证是指湿热内蕴，脾失健运，以腹胀、纳呆、发热、身重、便溏不爽等为主要表现的湿热证候，又称中焦湿热证、脾经湿热证。

【临床表现】脘腹胀闷，纳呆，恶心欲呕，口中黏腻，渴不多饮，便溏不爽，小便短黄，肢体困重，或身热不扬，汗出热不解，或见面目发黄，或皮肤发痒。舌质红，苔黄腻，脉濡数或滑数。

【证机概要】本证多由外感湿热之邪；或本为脾气虚弱，湿邪中阻，湿郁化热；或嗜食肥甘厚腻，饮酒无度，酿成湿热，内蕴脾胃所致。

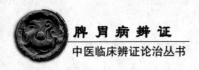

湿热阻滞中焦，纳运失健，升降失常，气机阻滞，则脘腹痞闷，纳呆食少，恶心欲呕；湿热蕴脾，上蒸于口，则口中黏腻，渴不多饮；湿热下注，阻碍气机，大肠传导失司，则便溏而不爽；湿热交结，热蒸于内，湿泛肌肤，阻碍经气，气化不利，则肢体困重，小便短黄；湿遏热伏，郁蒸于内，故身热不扬；湿热之邪，黏滞缠绵，故汗出热不解；若湿热蕴结脾胃，熏蒸肝胆，疏泄失权，胆汁不循常道而泛溢肌肤，则见面目发黄；湿热行于皮里则皮肤发痒；舌质红、苔黄腻、脉濡数或滑数均为湿热内蕴之征。

本证以腹胀、纳呆、发热、身重、便溏不爽、苔黄腻等为辨证的主要依据。寒湿困脾证其湿属寒，湿热蕴脾证其湿属热，舌脉症的表现各有不同。

### 1. 风赤疮痍（脾经风热）

风赤疮痍是指胞睑皮肤红赤如朱，灼热疼痛，起水疱或脓疱，甚至溃烂的眼病。风赤疮痍相当于西医学的病毒性睑皮炎，常见的有单纯疱疹病毒性睑皮炎和带状疱疹病毒性睑皮炎。

《中医眼科学》分为脾经风热、风火上攻、风热毒蕴和肝脾毒热等证。

【临床表现】胞睑皮肤红赤、痒痛、灼热，起水疱；或伴发热恶寒。舌苔薄黄，脉浮数。

【证机概要】脾经风热上攻胞睑。

【治法】除风清脾。

【方药】除风清脾饮加减。

若无便秘者，去方中大黄、元明粉，加赤芍、丹皮以清热凉血退赤，散瘀止痛；皮肤痒甚者，可加薄荷、蝉蜕、木贼以疏风散邪止痒。

**2. 睑内结石（脾经风热）**

睑内结石是指胞睑内面生有黄白色、状如碎米的坚硬颗粒的眼病。相当于西医学的睑结膜结石症。

《中医眼科学》认为睑内结石由脾经风热所致。

【临床表现】自觉胞睑涩痛，流泪，羞明，睑内面有一个或多个黄白色状如碎粟米的小颗粒，触之坚硬如石，其周围略显红赤，或有白睛红赤等。

【证机概要】风热外邪壅阻眼睑。

【治法】清泻脾经风热。

【方药】内疏黄连汤加减。

**3. 混睛障（脾虚湿停化热）**

混睛障是指黑睛深层呈圆盘状灰白色浑浊翳障，障碍视力的眼病。本病相当于西医学的角膜基质炎。

《中医眼科学》分为肝经风热、肝胆湿热、湿热内蕴（脾虚湿停化热）和虚火上炎等证。

【临床表现】患眼胀痛，羞明流泪，抱轮红赤，或白睛混赤，黑睛深层呈圆盘状灰白色浑浊、肿胀；常伴头重胸闷，纳少便溏。舌苔黄腻，脉濡数。

【证机概要】脾失健运，湿久化热，湿热伤目。

【治法】清热化湿。

【方药】甘露消毒丹加减。

黑睛肿胀明显者，加车前子、薏苡仁利水渗湿；食少纳呆者，加陈皮、枳壳行气悦脾。

**4. 针眼（脾虚夹实）**

针眼是指胞睑边缘生疖，形如麦粒，红肿痒痛，易成脓溃

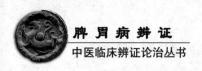

破的眼病。相当于西医学的睑腺炎。睫毛毛囊或附属的皮脂腺感染称外麦粒肿；睑板腺感染称内麦粒肿。

《中医眼科学》分为风热客睑、热毒蕴盛和脾虚夹实等证。

【临床表现】针眼反复发作，诸症不重，或见面色无华，神倦乏力。舌淡，苔薄白，脉细数。

【证机概要】脾胃虚弱，正气不固，时感外邪。

【治法】健脾益气，扶正祛邪。

【方药】四君子汤加减。

可酌加当归、赤芍、山楂、神曲、白芷、防风等以助健脾益气，和血消滞，祛邪固表；若硬结小且将溃者，加薏苡仁、桔梗、漏芦、紫花地丁以清热排脓。

### 5. 鼓胀（水热蕴结）

鼓胀是指腹部膨大如鼓的一类病证，临床以腹大胀满、绷急如鼓、皮色苍黄、脉络显露为特征，故名鼓胀。本病相当于西医学的肝硬化腹水。其他疾病出现的腹水，符合鼓胀特征者，可参照本节内容辨证论治，同时结合辨病处理。

《中医内科学》分为气滞湿阻、水湿困脾、水热蕴结、瘀结水留、阳虚水盛和阴虚水停等证。

【临床表现】腹大坚满，脘腹胀急，烦热口苦，渴不欲饮，或有面、目、皮肤发黄，小便赤涩，大便秘结或溏薄。舌边尖红，苔黄腻或兼灰黑，脉象弦数。

【证机概要】湿热壅盛，蕴结中焦，浊水内停。

【治法】清热利湿，攻下逐水。

【方药】中满分消丸合茵陈蒿汤加减。

中满分消丸清热化湿，行气利水，适用于湿热蕴结、脾气阻滞所致胀满；茵陈蒿汤清泄湿热，通便退黄，用于湿热黄疸。

方中茵陈、金钱草、山栀子、黄柏清热化湿；苍术、厚朴、砂仁行气健脾化湿；大黄、猪苓、泽泻、车前子、滑石分利二便。

热势较重，可加连翘、龙胆草、半边莲清热解毒；小便赤涩不利者，可加陈葫芦、蟋蟀粉行水利窍；如腹部胀急殊甚，大便干结，可用舟车丸行气逐水，但其作用峻烈，不可过用。

### 6. 口疮（风热乘脾）

小儿口疮以齿龈、舌体、两颊、上颚等处出现黄白色溃疡、疼痛流涎，或伴发热为特征。

《中医儿科学》分为风热乘脾、心脾积热和虚火上浮等证。

【临床表现】以口颊、上颚、齿龈、口角溃烂为主，甚则满口糜烂，周围焮红，疼痛拒食，烦躁不安，口臭，涎多，小便短赤，大便秘结，或伴发热。舌红，苔薄黄，脉浮数，指纹紫。

【证机概要】风热内侵脾胃，上乘口舌。

【治法】疏风散火，清热解毒。

【方药】银翘散加减。

方中金银花、连翘、板蓝根清热解毒；薄荷、牛蒡子疏风散郁火；竹叶、芦根清心除烦；甘草解毒，调和诸药。

发热不退，加柴胡、黄芩、生石膏清肺胃之火；大便秘结者，加生大黄、玄明粉通腑泻火；疮面色黄糜烂者，加黄连、薏苡仁清热利湿。

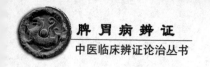

<h1 style="text-align:center">小　　结</h1>

湿热蕴脾证是指湿热内蕴，脾失健运，以腹胀、纳呆、发热、身重、便溏不爽等为主要表现的湿热证候，又称中焦湿热证、脾经湿热证。

## （一）湿热蕴脾涉及的病证

湿热蕴脾涉及的病证有风赤疮痍、睑内结石、针眼、混睛障、鼓胀和口疮。

## （二）临床表现

### 1. 主症

肉轮属脾，脾经风热多发生在眼睑，风赤疮痍则胞睑皮肤红赤、痒痛、灼热，起水疱；睑内结石则自觉胞睑涩痛，流泪，羞明，睑内面有一个或多个黄白色状如碎粟米的小颗粒，触之坚硬如石，其周围略显红赤或有白睛红赤。脾虚夹实的针眼表现为针眼反复发作。脾虚湿停化热的混睛障表现为患眼胀痛，羞明流泪，抱轮红赤，或白睛混赤，黑睛深层呈圆盘状灰白色浑浊、肿胀。水热蕴结的鼓胀表现为腹大坚满，脘腹胀急，烦热口苦，渴不欲饮。风热乘脾的口疮则口颊、上颚、齿龈、口角溃烂为主，甚则满口糜烂，周围焮红，疼痛拒食，口臭涎多。

### 2. 兼症

风热者可伴发热恶寒；脾虚湿停化热常伴头重胸闷，纳少便溏；脾虚夹实或见面色无华，神倦乏力；水热蕴结的鼓胀，或有面、目、皮肤发黄，小便赤涩，大便秘结或溏薄；风热乘脾的口疮见小便短赤，大便秘结，或伴发热。

## （三）舌象与脉象

**1. 舌象**

舌红或舌尖红，虚夹实者可有舌淡。

**2. 脉象**

脉浮数、濡数、细数或弦数，指纹紫。

## （四）代表方

风赤疮痍与睑内结石皆属脾经风热，故用除风清脾饮和内疏黄连汤。

虚夹实的针眼选用四君子汤，并于方中加当归、赤芍、山楂、神曲、白芷、防风；若硬结小且将溃者加薏苡仁、桔梗、漏芦、紫花地丁以清热排脓。

水热蕴结的鼓胀，选用清热利湿、攻下逐水的中满分消丸合茵陈蒿汤；风热乘脾的口疮，选用疏风散火、清热解毒的银翘散。

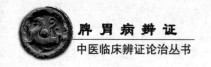

# 第三章　胃与胃肠病

## 第一节　胃气虚证、胃阳虚证与寒饮停胃证

### 一、胃气虚证

胃气虚证指胃气虚弱，胃失和降，以胃脘隐痛或痞胀、喜按、食少等为主要表现的虚弱证候。

【临床表现】胃脘隐痛或痞胀、按之觉舒，食欲不振，或得食痛缓，食后胀甚，嗳气，口淡不渴，面色萎黄，气短懒言，神疲倦怠。舌质淡，苔薄白，脉弱。

【证机概要】本证多因饮食不节，饥饱失常，劳倦过度，久病失养，其他脏腑病证的影响等损伤胃气所致。

胃主受纳、腐熟，胃气以降为顺。胃气亏虚，受纳、腐熟功能减退，胃气失和，气滞中焦，则胃脘隐痛或痞胀，不思饮食；胃气本已虚弱，食后不负其消化之任，故食后胃脘胀满更甚；病性属虚，故按之觉舒；胃气失和，不能下降，反而上逆则时作嗳气；胃虚影响及脾，脾失健运，化源不足，气血虚少而不能上荣于面，则面色萎黄；全身脏腑功能衰减则气短懒言，神疲倦怠；舌质淡、苔薄白、脉弱为气虚之象。

本证以胃脘痞满、隐痛喜按、食少与气虚症状共见为辨证的主要依据。

## 二、胃阳虚证

胃阳虚证是指阳气不足，胃失温煦，以胃脘冷痛、喜温喜按、畏冷肢凉等为主要表现的虚寒证候，又称胃虚寒证。

【临床表现】胃脘冷痛，绵绵不已，时发时止，喜温喜按，食后缓解，泛吐清水或夹有不消化食物，食少脘痞，口淡不渴，倦怠乏力，畏寒肢冷。舌淡胖嫩，脉沉迟无力。

【证机概要】本证多因饮食失调，嗜食生冷，或过用苦寒、泻下之品，或脾胃素弱，阳气自衰，或久病失养，其他脏腑病变的影响，伤及胃阳所致。

胃阳不足，虚寒内生，寒凝气机，故胃脘冷痛；性属虚寒，故其痛绵绵不已，时作时止，喜温喜按，食后、按压、得温均可使病情缓解；受纳腐熟功能减退，水谷不化，胃气上逆则食少，呕吐清水或夹不消化食物；阳虚气弱，全身失于濡养，功能减退则畏寒肢冷，体倦乏力；阳虚内寒，津液未伤则口淡不渴；舌淡胖嫩、脉沉迟无力为虚寒之象。

本证以胃脘冷痛、喜温喜按、畏冷肢凉为辨证的主要依据。

脾气虚与胃气虚、脾阳虚与胃阳虚均有食少、脘腹隐痛及气虚或阳虚的共同症状，但脾阳、气虚以脾失运化为主，胀或痛的部位在腹，腹胀腹痛、便溏、水肿等症突出；胃阳、气虚以受纳腐熟功能减弱、胃失和降为主，胀或痛的部位在胃脘，脘痞隐痛、嗳气等症明显。

胃气虚证以胃脘痞满、隐痛喜按、食少与气虚症状共见为辨证的主要依据；胃阳虚证以胃脘冷痛、喜温喜按、畏冷肢凉

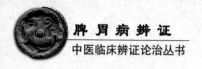

为辨证的主要依据。两者在临床上往往交错存在。

### 三、寒饮停胃证

寒饮停胃证是指寒饮停积于胃，胃失和降，以脘腹痞胀、胃中有振水声、呕吐清水等为主要表现的证候。

【临床表现】脘腹痞胀，胃中有振水声，呕吐清水痰涎，口淡不渴，眩晕。舌苔白滑，脉沉弦。

【证机概要】本证多因饮食不节，嗜饮无度；或手术创伤，劳倦内伤，脾胃受损，中阳不振，脾失健运，水饮内停，留滞胃中，胃失和降所致。

寒饮停留中焦，气机阻滞，胃失和降则脘腹痞胀；饮邪留积胃腑则胃中有振水声；饮停于胃，胃气上逆，水饮随胃气上泛则呕吐清水痰涎；饮邪内阻，清阳不升则头晕目眩；饮为阴邪，津液未伤则口淡不渴；苔白滑、脉沉弦为水饮内停之征。

本证以脘腹痞胀、胃中有振水声、呕吐清水等为辨证的主要依据。

以上三证的主要症状：胃气虚为胃气虚弱、胃失和降所致，以胃脘痞满、隐痛喜按、食少与气虚症状共见为辨证的主要依据；胃阳虚由阳气不足、胃失温煦引起，以胃脘冷痛、喜温喜按、畏冷肢凉为辨证的主要依据。胃气虚进一步发展，可导致胃阳虚；寒饮停胃是因寒饮停积于胃、胃失和降引起，以脘腹痞胀、胃中有振水声、呕吐清水等为辨证的主要依据。

胃病多影响肠的功能，形成胃肠同病，将在另节介绍。

#### 1. 胃痛（寒邪客胃，饮食伤胃）

胃痛又称胃脘痛，是以上腹胃脘部近心窝处疼痛为主症的病证。西医学中的急性胃炎、慢性胃炎、胃溃疡、十二指肠溃疡、功能性消化不良、胃黏膜脱垂等病以上腹部疼痛为主要症状者，属于中医学胃痛范畴的均可参考本节进行辨证论治，必要时结合辨病处理。

《中医内科学》将胃痛分为寒邪客胃、饮食伤胃、肝气犯胃、湿热中阻、瘀血停胃、胃阴亏耗和脾胃虚寒诸证。

《中医急诊学》有急性胃脘痛，分为实证（邪气犯胃、气血壅滞）和虚证（中阳不振、寒邪凝滞）。

（1）寒邪客胃

【临床表现】胃痛暴作，恶寒喜暖，得温痛减，遇寒加重，口淡不渴，或喜热饮。舌淡，苔薄白，脉弦紧。

【证机概要】寒凝胃脘，阳气被遏，气机阻滞。

【治法】温胃散寒，行气止痛。

【方药】香苏散合良附丸加减。

香苏散理气散寒，适用于外感风寒、胃有气滞；良附丸温胃散寒，理气止痛，适用于暴作、喜热恶寒的胃痛之证。

方中高良姜、吴茱萸温胃散寒；香附、乌药、陈皮、木香行气止痛。

如兼见恶寒、头痛等风寒表证者，可加苏叶、藿香等以疏散风寒，或内服生姜汤、胡椒汤以散寒止痛；若兼见胸脘痞闷、胃纳呆滞、嗳气或呕吐者，是为寒夹食滞，可加枳实、神曲、鸡内金、制半夏、生姜等以消食导滞，降逆止呕；若寒邪郁久化热，寒热错杂，可用半夏泻心汤辛开苦降，寒热并调。

《中医急诊学》中急性胃脘痛的虚证，法用温阳散寒止痛。方用附子理中丸加减。

（2）饮食伤胃

【临床表现】胃脘疼痛，胀满拒按，嗳腐吞酸，或呕吐不

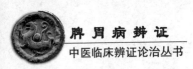

消化食物，其味腐臭，吐后痛减，不思饮食，大便不爽，得矢气或便后稍舒。舌苔厚腻，脉滑。

【证机概要】饮食积滞，阻塞胃气。

【治法】消食导滞，和胃止痛。

【方药】保和丸加减。

本方消食导滞，适用于脘满不食、嗳腐吐食的胃痛。

方中神曲、山楂、莱菔子消食导滞；茯苓、半夏、陈皮和胃化湿；连翘散结清热。

若脘腹胀甚者，可加枳实、砂仁、槟榔等以行气消滞；若胃脘胀痛而便闭者，可合用小承气汤，或改用枳实导滞丸以通腑行气；胃痛急剧而拒按，伴见苔黄燥、便秘者，为食积化热成燥，可合用大承气汤以泄热解燥，通腑荡积。

### 2. 呃逆（胃中寒冷）

呃逆是指胃气上逆动膈，以气逆上冲、喉间呃呃连声、声短而频、难以自制为主要表现的病证。呃逆相当于西医学的单纯性膈肌痉挛，其他疾病的膈肌痉挛之呃逆均可参考本节辨证论治。

《中医内科学》分为胃中寒冷、胃火上逆、气机郁滞、脾胃阳虚和胃阴不足等证。

【临床表现】呃声沉缓有力，胸膈及胃脘不舒，得热则减，遇寒更甚，进食减少，喜食热饮，口淡不渴。舌苔白润，脉迟缓。

【证机概要】寒蓄中焦，气机不利，胃气上逆。

【治法】温中散寒，降逆止呃。

【方药】丁香散加减。

本方温中祛寒降逆，适用于呃声沉缓、得热则减、遇寒加重之呃逆。

方中丁香、柿蒂降逆止呃；高良姜、干姜、荜茇温中散寒；香附、陈皮理气和胃。

若寒气较重、脘腹胀痛者，加吴茱萸、肉桂、乌药散寒降逆；若寒凝食滞、脘闷嗳腐者，加莱菔子、半夏、槟榔行气降逆导滞；若寒凝气滞、脘腹痞满者，加枳壳、厚朴、陈皮以行气消痞；若气逆较甚、呃逆频作者，加刀豆子、旋覆花、代赭石以理气降逆。还可辨证选用丁香柿蒂散等。

### 3. 嘈杂（胃虚证）

嘈杂是指胃中空虚，似饥非饥，似辣非辣，似痛非痛，莫可名状，时作时止的病证。可单独出现，又常与胃痛、吞酸兼见。

《中医内科学》将嘈杂附在"胃痛"内，分为胃热证、胃虚证和血虚证。

【临床表现】嘈杂时作时止，口淡无味，食后脘胀，体倦乏力，不思饮食。舌质淡，脉虚。

【证机概要】胃气虚弱，胃不得安。

【治法】健脾益胃和中。

【方药】四君子汤加味。若胃阴不足，饥不欲食，大便干结，舌苔脉细者，可用益胃汤益胃养阴。

方中党参益气补中；白术健脾燥湿；茯苓渗湿健脾；甘草甘缓和中；加山药补脾养胃；蔻仁温中行气。

### 4. 吐酸（寒证）

吐酸是指胃中酸水上泛，又称泛酸。若随即咽下称为吞酸，若随即吐出者称为吐酸，可单独出现，但常与胃痛同时出现。

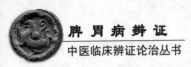

《中医内科学》将吐酸附在"胃痛"内，分为热证和寒证。

【临床表现】吐酸时作，嗳气酸腐，胸脘胀闷，喜唾涎沫，饮食喜热，四肢不温，大便溏泻。舌淡，苔白，脉沉迟。

【证机概要】胃阳虚则内寒生。

【治法】温中散寒，和胃制酸。

【方药】香砂六君子汤加味。

方中党参、白术、云苓健脾益气；木香、砂仁行气和胃；法半夏、陈皮和胃降逆；干姜、吴茱萸温中散寒；甘草调和诸药。

# 小　　结

胃气虚为胃气虚弱、胃失和降所致，辨证以胃脘痞满、隐痛喜按、食少与气虚症状共见为辨证的主要依据；胃阳虚由阳气不足、胃失温煦引起，辨证以胃脘冷痛、喜温喜按、畏冷肢凉为辨证的主要依据。胃气虚进一步发展，可导致胃阳虚；寒饮停胃是以寒饮停积于胃、胃失和降引起，以脘腹痞胀、胃中有振水声、呕吐清水等为辨证的主要依据。

胃病多影响肠的功能，形成胃肠同病。

（一）胃气虚、胃阳虚与寒饮停胃涉及的病证

本节涉及的病证有寒邪客胃与饮食伤胃的胃痛、胃中寒冷的呃逆、胃虚证的嘈杂和胃寒证的吐酸。

（二）临床表现

病证的名称就是其临床表现。寒邪客胃的胃痛表现为胃痛暴作，恶寒喜暖，得温痛减，遇寒加重；饮食伤胃的胃痛为实证，日久可伤阴；呃逆、嘈杂、吐酸等属寒证，表现为得热则

减，遇寒更甚；属虚证为体倦乏力，一般可有不思饮食、四肢不温、大便溏泻、口淡不渴等表现。

## （三）舌象与脉象

### 1. 舌象

因属虚证，舌象为舌质淡，苔薄白、白润或白。

### 2. 脉象

脉象为迟缓、虚、沉迟。胃痛可有弦紧。

## （四）代表方

寒邪客胃的胃痛选用香苏散合良附丸，香苏散功用理气散寒，适用于外感风寒、胃有气滞；良附丸温胃散寒，理气止痛，适用于嘈杂、喜热恶寒的胃痛之证。可根据表现选用或加用相应的药物。

胃中寒冷的呃逆选用温中散寒、降逆止呃的丁香散，用于呃声沉缓、得热则减、遇寒加重之呃逆；嘈杂与吐酸分别选用四君子汤加味，以健脾益胃和中；香砂六君子汤加味，以温中散寒，胃制酸。保和丸用于饮食伤胃的胃痛；胃阴不足的嘈杂用益胃汤。

# 第二节　胃阴虚证

胃阴虚证是指阴液亏虚，胃失濡润、和降，以胃脘嘈杂，饥不欲食，脘腹痞胀、灼痛等为主要表现的虚热证候，又称胃虚热证。虚热证不明显者，称胃燥津亏证。

【临床表现】胃脘嘈杂，饥不欲食，或痞胀不舒，隐隐灼痛，干呕，呃逆，口燥咽干，大便干结，小便短少。舌红，少苔乏津，脉细数。

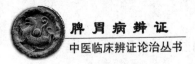

【证机概要】本证多因热病后期，胃阴耗伤；或情志郁结，气郁化火，灼伤胃阴；或吐泻太过，伤津耗液；或过食辛辣、香燥之品，过用温热辛燥药物耗伤胃阴所致。

胃喜润而恶燥，以降为顺。胃阴不足，虚热内生，热郁于胃，气失和降，则胃脘隐痛而有灼热感，嘈杂不舒，痞胀不适；胃中虚热扰动，消食较快则有饥饿感；胃阴失滋，纳化迟滞则饥不欲食；胃失和降，胃气上逆可见干呕、呃逆；胃阴亏虚，阴津不能上乘则口燥咽干，不能下润则大便干结、小便短少；舌红少苔乏津、脉细数为阴液亏少之征。

本证以胃脘嘈杂、灼痛，饥不欲食与虚热症状共见为辨证的主要依据。

**1. 胃痛（胃阴亏耗）**

胃痛又称胃脘痛，是以上腹胃脘部近心窝处疼痛为主症的病证。西医学中的急性胃炎、慢性胃炎、胃溃疡、十二指肠溃疡、功能性消化不良、胃黏膜脱垂等病以上腹部疼痛为主要症状者，属于中医学胃痛范畴均可参考本节进行辨证论治，必要时结合辨病处理。

《中医内科学》分为寒邪客胃、饮食伤胃、肝气犯胃、湿热中阻、瘀血停胃、胃阴亏耗和脾胃虚寒诸证。

【临床表现】胃脘隐隐作痛，似饥而不欲食，口燥咽干，五心烦热，消瘦乏力，口渴思饮，大便干结。舌红，少津，脉细数。

【治法】养阴益胃，和中止痛。

【方药】一贯煎合芍药甘草汤加减。

前方养阴益胃，后方缓急止痛。两方合用，滋阴而不腻，止痛又不伤阴，适用于隐隐作痛、咽干口燥、舌红少津的胃痛。

方中沙参、麦冬、生地、枸杞子养阴益胃；当归养血活血；川楝子理气止痛；芍药、甘草缓急止痛。

若见胃脘灼痛、嘈杂泛酸者，可加珍珠粉、牡蛎、海螵蛸或配用左金丸以制酸；胃脘疼痛剧烈，兼有气滞，宜加厚朴花、玫瑰花、佛手等行气止痛；大便干燥难解，宜加火麻仁、瓜蒌仁等润肠通便；若阴虚胃热，可加石斛、知母、黄连养阴清胃。

**2. 呕吐（胃阴不足）**

呕吐是指胃失和降、气逆于上、迫使胃中之物从口中吐出的一种病证。根据本病的临床表现，呕吐可以出现于西医学的多种疾病之中，如神经性呕吐、急性胃炎、心源性呕吐、胃黏膜脱垂症、幽门痉挛、幽门梗阻、贲门痉挛、十二指肠壅积症等。肠梗阻、急性胰腺炎、急性胆囊炎、尿毒症以及一些急性传染病早期，以呕吐为主要表现时亦可参考本节辨证论治，同时结合辨病处理。

《中医内科学》分为实证（外邪犯胃、食滞内停、痰饮内阻、肝气犯胃）和虚证（脾胃气虚、脾胃阳虚、胃阴不足）。

【临床表现】呕吐反复发作，或时作干呕，似饥而不欲食，口燥咽干。舌红少津，脉象细数。

【证机概要】胃阴不足，胃失濡润，和降失司。

【治法】滋阴养胃，降逆止呕。

【方药】麦门冬汤加减。

本方滋阴养胃，降逆止呃，适用于呕吐反复，或时作干呕的阴虚证。

方中人参、麦冬、粳米、甘草滋阴养胃；半夏降逆止呕；

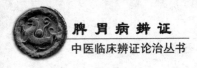
大枣益气和中。

若呕吐较剧者，可加竹茹、枇杷叶以和胃降气；若口干、舌红、热甚者，加黄连清热止呕；大便干结者，加瓜蒌仁、火麻仁、白蜜以润肠通便；伴倦怠乏力、纳差舌淡，加太子参、山药益气健脾。

### 3. 呃逆（胃阴不足）

呃逆是指胃气上逆动膈，以气逆上冲、喉间呃声连连、声短而频、难以自制为主要表现的病证。呃逆相当于西医学的单纯性膈肌痉挛，其他疾病所引起的膈肌痉挛之呃逆均可参考本节辨证论治。

《中医内科学》分为胃中寒冷、胃火上逆、气机郁滞、脾胃阳虚和胃阴不足等证。

【临床表现】呃声短促而不得续，口干咽燥，烦躁不安，不思饮食，或食后饱胀，大便干结。舌质红，苔少而干，脉细数。

【证机概要】阴液不足，胃失濡养，气失和降。

【治法】养胃生津，降逆止呃。

【方药】益胃汤合橘皮竹茹汤加减。

前方养胃生津，用于胃阴不足、口干咽燥、舌干红少苔者；后方益气清热，和胃降逆，用于胃虚有热、气逆不降而致呃逆。

方中沙参、麦冬、玉竹、生地甘寒生津，滋养胃阴；橘皮、竹茹、枇杷叶、柿蒂和胃降气，降逆止呃。

若咽喉不利、阴虚火旺、胃火上炎者，可加石斛、芦根以养阴清热；若神疲乏力、气阴两虚者，可加党参或西洋参、山药以益气生津。

### 4. 痞满（胃阴不足）

痞满是指以自觉心下痞塞、胸膈胀满、触之无形、按之柔软、压之无痛为主要症状的病证。按部位痞满可分为胸痞、心下痞等。心下即胃脘部。本节主要讨论以胃脘部出现上述症状的痞满，又可称胃痞。

根据痞满的临床表现，西医学的慢性胃炎（包括浅表性胃炎和萎缩性胃炎）、功能性消化不良、胃下垂等疾病，若以上腹胀满不舒为主症时可参照本节内容辨证论治。

《中医内科学》分为实痞（饮食内停、痰湿中阻、湿热阻胃、肝胃不和）和虚痞（脾胃虚弱、胃阴不足）。

【临床表现】脘腹痞闷，嘈杂，饥不欲食，恶心嗳气，口燥咽干，大便秘结。舌红，少苔，脉细数。

【证机概要】胃阴亏虚，胃失濡养，和降失司。

【治法】养阴益胃，调中消痞。

【方药】益胃汤加减。

本方滋阴养胃，行气除痞，用于口燥咽干、舌红少苔之胃痞不舒者。

方中生地、麦冬、沙参、玉竹滋阴养胃；香橼疏肝理脾，消除心腹痞满。

若津伤较重者，加石斛、花粉等以加强生津；腹胀较著者，加枳壳、厚朴花理气消胀；食滞者，加谷芽、麦芽等消食导滞；便秘者，加火麻仁、玄参润肠通便。

### 5. 噎膈（津亏热结）

噎膈是指吞咽食物哽噎不顺、饮食难下，或纳而复出的疾患。噎即噎塞，指吞咽之时哽噎不顺；膈为格拒，指饮食不下。噎虽可单独出现，而又每为膈的前驱表现，故临床往往以

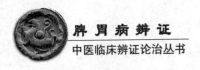

噎膈并称。

根据噎膈的临床表现，西医学中的食道癌、贲门癌、贲门痉挛、食道贲门失弛缓症、食管憩室、食道炎、食道狭窄、胃神经官能症等均可参照本节内容辨证论治。

《中医内科学》分为痰气交阻证、瘀血内结证和津亏热结证。

【临床表现】食入格拒不下，入而复出，甚则水饮难进，心烦口干，胃脘灼热，大便干结如羊屎，形体消瘦，皮肤干枯，小便短赤。舌质光红，干裂少津，脉细数。

【证机概要】气郁化火，阴津枯竭，虚火上逆，胃失润降。

【治法】滋阴养血，润燥生津。

【方药】沙参麦冬汤加减。

本方滋阴养血，润燥生津，适用于阴津枯竭、燥热内结之噎膈。

方中沙参、麦冬、天花粉、玉竹滋阴养血；乌梅、芦根、白蜜生津润肠；竹茹、生姜汁化痰止吐；半枝莲清热解毒散结。

胃火偏盛者，加山栀、黄连清胃中之火；肠腑失润、大便干结、坚如羊屎者，可加火麻仁、全瓜蒌润肠通便；烦渴咽燥、噎食不下，或食入即吐、吐物酸热者，改用竹叶石膏汤加大黄泄热存阴。

### 6. 锁喉痈（热伤胃阴）

锁喉痈是发于颈前正中结喉处的急性化脓性疾病，因其红肿绕喉故名，又称猛疽、结喉痈，俗称盘颈痰毒。本病相当于西医学的口底部蜂窝织炎。

其特点是来势急暴，初起结喉处红肿绕喉，范围较大，肿势蔓延至颈部两侧、腮颊及胸前，可连及咽喉、舌下，并发喉风、重舌甚至痉厥等险症，伴壮热口渴、头痛项强等全身症状。

《中医外科学》将锁喉痈归属"发"证中，分为痰热蕴结证、热盛肉腐证和热伤胃阴证。

【临床表现】溃后脓出稀薄，疮口有空洞，或脓从咽喉溃出，收口缓慢；胃纳不香，口干少津。舌光红，脉细。

【证机概要】胃热炽盛，病久伤阴。

【治法】滋阴养胃。

【方药】益胃汤加减。

原方功用养胃益阴，用于疮疡胃阴不足者。

**7. 喉痈（气阴耗损，余邪未清）**

《中医耳鼻咽喉科学》称为喉痈，分为外邪侵袭，热毒搏结；热毒困结，化腐成脓；气阴耗损，余邪未清。

【临床表现】咽痛逐渐减轻，身热已平，红肿始退，咽干口渴，倦怠乏力，懒动少言。舌红或淡红，苔薄黄而干，脉细数。检查见患处红肿凸起已平复，黏膜色红欠润，或溃口未愈合。

【证机概要】热毒蕴结多日，清热攻伐，耗气伤阴。阴气未复，余邪尚存。

【治法】益气养阴，清解余毒。

【方药】沙参麦冬汤加减。

方中沙参、麦冬滋阴养胃；玉竹、天花粉生津止渴；白扁豆、甘草益气培中，甘淡和胃；桑叶清宣邪热。诸药合用，养阴益气，兼散邪热。

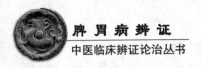

可加太子参以加强益气生津之功；加金银花、蒲公英以清解余毒。

### 8. 内陷（阴伤胃败）

内陷为疮疡阳证疾患过程中，因正气内虚，火毒炽盛，导致毒邪走散，正不胜邪，毒不外泄，反陷入里，客于营血，内传脏腑的一种危急疾病。

《中医外科学》在疮疡的走黄和内陷中，分为邪盛热极证、正虚邪盛证、脾肾阳衰证和阴伤胃败证。

【临床表现】多发生于疽证的收口期。局部肿势已退，疮口腐肉已尽，而脓水稀薄色灰，或偶带绿色，新肉不生，状如镜面，光白板亮，不知疼痛；全身出现虚热不退，形神委顿，纳食日减，或有腹痛便溏，自汗肢冷，气息低促；苔薄白或无苔，舌质淡红，脉沉细或虚大无力等；或伴口舌生糜，纳少口干；舌质红绛，舌光如镜，脉象细数。

【证机概要】久病伤正，脾肾受损，胃津亏损。

【治法】生津益胃。

【方药】益胃汤加减。

原方功用养胃益阴，用于疮疡胃阴不足者。

### 9. 破伤风（阴虚邪留）

破伤风是指皮肉破伤，风毒之邪乘虚侵入而引起发痉的一种急性疾病。西医学亦称本病为破伤风，属特异性感染。

《中医外科学》分为风毒在表、风毒入里和阴虚邪留证。

【临床表现】疾病后期抽搐停止，倦怠乏力，头晕、心悸，口渴，面色苍白或萎黄，时而汗出，牙关不适，偶有痉挛或屈伸不利，或肌肤有蚁行感。舌淡红，脉细弱无力。

【证机概要】久病伤阴，胃津不足。

【治法】益胃生津，疏通经络。

【方药】沙参麦冬汤加减。

原方功用清肺养胃，生津润燥。用于燥伤肺胃阴分。

可加葛根、木瓜、金银花藤、丝瓜络等。

**10. 药毒（气阴两虚）**

药毒是指药物通过口服、注射或皮肤黏膜直接用药等途径进入人体后所引起的皮肤或黏膜的急性炎症反应。本病相当于西医学的药物性皮炎，亦称药疹。

《中医外科学》分为湿毒蕴肤、热毒入营和气阴两虚证。

【临床表现】严重药疹后期大片脱屑；伴低热，神疲乏力，气短，口干欲饮。舌红，少苔，脉细数。

【证机概要】药毒伤阴，胃阴不足。

【治则】益气养阴清热。

【方药】增液汤合益胃汤加减。

前方增液生津，用于痈疽津液耗损者。后方益胃养阴，用于疮疡、胃阴不足者。

脾胃虚弱者，加茯苓、白术、山药、黄芪。

# 小　　结

胃阴虚证是指阴液亏虚，胃失濡润、和降，以胃脘嘈杂，饥不欲食，脘腹痞胀、灼痛等为主要表现的虚热证候，又称胃虚热证。虚热证不明显者，称胃燥津亏证。

## （一）胃阴虚涉及的病证

胃阴虚涉及的病证有胃阴亏耗和胃阴不足的胃痛、呕吐、呃逆、痞满，津亏热结的噎膈，热伤胃阴的锁喉痈，气阴耗损、余邪未清的喉痈，阴伤胃败的内陷，阴虚邪留的破伤风和

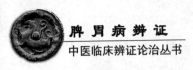

气阴两虚的药毒等。

## （二）临床表现

### 1. 主症

胃痛、呕吐、呃逆、痞满既是其症状，同时多反复发作，或时作干呕、恶心嗳气等；津亏热结的噎膈表现为食入格拒不下，入而复出，甚则水饮难进；锁喉痈和喉痈表现为疾病后期，热证消退，溃口不愈或愈合缓慢；阴伤胃败的内陷证多发生于疽证的收口期，局部肿势已退，疮口腐肉已尽，而脓水稀薄色灰，或偶带绿色，新肉不生，状如镜面，光白板亮，不知疼痛；阴虚邪留的破伤风偶有痉挛或屈伸不利，或肌肤有蚁行感，药疹在疹后期有大片脱屑。

### 2. 兼症

胃阴不足多有口燥咽干，五心烦热，消瘦乏力，不思饮食，口渴思饮，大便干结等症，噎膈则形体消瘦，皮肤干枯；内陷则全身出现虚热不退，形神委顿，纳食日减，或有腹痛便溏，自汗肢冷，气息低促，并伴口舌生糜，纳少口干；破伤风则倦怠乏力，头晕、心悸，口渴，面色苍白或萎黄，时而汗出，牙关不适；药毒可伴低热，神疲乏力，气短，口干欲饮等。

## （三）舌象与脉象

### 1. 舌象

舌红或淡红、光红，少津，少苔或苔少而干、薄黄；内陷则绛舌光如镜。

### 2. 脉象

多数为脉细数，也有细、细弱无力。

## （四）代表方

在 10 个病证中选用益胃汤的 5 个，沙参麦冬汤的 3 个。

### 1. 益胃汤

益胃汤为滋阴润燥方。

功用：养阴益胃。

主治：胃阴损伤证。本节用于胃阴不足的痞满（津伤较重者，可加石斛、花粉；腹胀较著者，加枳壳、厚朴花；食滞者加谷芽、麦芽；便秘者，加火麻仁、玄参）、热伤胃阴的锁喉痈、阴伤胃败的内陷、胃阴不足的呃逆（合橘皮竹茹汤）、气阴两虚的药毒（合增液汤。脾胃虚弱者，加茯苓、白术、山药、黄芪）。麦门冬汤也是滋阴润燥方，本节用于胃阴不足的呕吐。

现代应用：常用于慢性胃炎、糖尿病、小儿厌食症等属胃阴亏损者。

### 2. 沙参麦冬汤

沙参麦冬汤是益胃汤去冰糖，加天花粉、白扁豆、甘草、桑叶，用于气阴耗损、余邪未清的喉痈，加太子参、金银花、蒲公英；用于阴虚邪留的破伤风，加葛根、木瓜、金银花藤、丝瓜络等；用于津亏热结的噎膈，益胃汤加乌梅、芦根、白蜜、竹茹、生姜、半枝莲；胃火偏盛者，加山栀、黄连；肠腑失润、大便干结、坚如羊屎者，宜加火麻仁、全瓜蒌；烦渴咽燥，噎食不下，或食入即吐、吐物酸热者，改用竹叶石膏汤加大黄。

### 3. 一贯煎

一贯煎是补益剂中的补阴方。

组成：沙参、麦冬、生地、枸杞子、当归、川楝子。

功用：滋阴疏肝。

主治：肝肾阴虚，肝气郁滞证。本节合芍药甘草汤治疗胃阴亏耗的胃痛。

## 第三节　胃热炽盛证

胃热炽盛证是指火热壅滞于胃，胃失和降，以胃脘灼痛、消谷善饥等为主要表现的实热证候，又称胃（实）热（火）证。

【临床表现】胃脘灼痛、拒按，渴喜冷饮，或消谷善饥，或口臭，牙龈肿痛溃烂，齿衄，小便短黄，大便秘结。舌红苔黄，脉滑数。

【证机概要】本证多因过食辛辣、酒醴、肥甘、燥烈刺激之品，化热生火；或因情志不遂，肝郁化火犯胃；或为邪热内侵，胃火亢盛而致。

火热之邪熏灼，壅塞胃气，阻滞不通，则胃脘灼痛而拒按；胃火炽盛，受纳腐熟功能亢进则消谷善饥；胃火内盛，胃中浊气上冲则口气秽臭；胃经经脉络于龈，胃火循经上炎，气血壅滞，则牙龈红肿疼痛，甚至化脓、溃烂；血得热而妄行，损伤龈络则齿龈出血；热盛伤津则口渴喜冷饮，小便短黄，大便秘结。舌红苔黄、脉滑数为火热内盛之象。

本证以胃脘灼痛、消谷善饥等与实火症状共见为辨证的主要依据。

胃阴虚证与胃热炽盛证均属热证，可见脘痛、口渴、脉数等症，但前者为虚热，常见嘈杂、饥不欲食、舌红少苔、脉细；后者为实热，常见消谷善饥、口臭、牙龈肿痛、齿衄、脉滑等症。

**1. 胃痛（湿热中阻）**

胃痛又称胃脘痛，是以上腹胃脘部近心窝处疼痛为主症的病证。

西医学中的急性胃炎、慢性胃炎、胃溃疡、十二指肠溃疡、功能性消化不良、胃黏膜脱垂等病以上腹部疼痛为主要症状者，属于中医学胃痛范畴，均可参考本节进行辨证论治，必要时结合辨病处理。

《中医内科学》分为寒邪客胃、饮食伤胃、肝气犯胃、湿热中阻、瘀血停胃、胃阴亏耗和脾胃虚寒。

【临床表现】胃脘疼痛，痛势急迫，脘闷灼热，口干口苦，口渴而不欲饮，纳呆恶心，小便色黄，大便不畅。舌红，苔黄腻，脉滑数。

【证机概要】湿热蕴结，胃气阻滞。

【治法】清热化湿，理气和胃。

【方药】清中汤加减。

本方清化中焦湿热，适用于痛势急迫、胃脘灼热、口干口苦的胃痛。

方中黄连、栀子清热燥湿；制半夏、茯苓、草豆蔻祛湿健脾；陈皮、甘草理气和中。

湿偏重者，加苍术、藿香燥湿醒脾；热偏重者，加蒲公英、黄芩清胃泄热；伴恶心呕吐者，加竹茹、橘皮以清胃降逆；大便秘结不通者，可加大黄通下导滞；气滞腹胀者，加厚朴、枳实以理气消胀；纳呆少食者，加神曲、谷芽、麦芽以消食导滞。

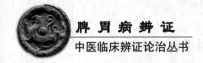
**2. 急性胃脘痛（湿热犯胃）**

急性胃脘痛是以胃脘部突发剧烈疼痛、恶心呕吐，甚或厥逆为主要表现的一种病证。

西医学中的急性胃炎、急性胃肠炎、胃黏膜脱垂症、胃及十二指肠溃疡急性穿孔、胃癌急性穿孔、急性胃扩张、急性胃扭转等疾病均可参照本病辨证论治。

《中医急诊学》分为实证（湿热犯胃）和虚证。

【临床表现】 胃脘胀满，硬痛拒按，灼热嘈杂，口黏纳呆，嗳气酸腐，厌食欲吐，吐后反快，大便干结或不爽，得泻痛减。舌红，苔黄腻，脉弦滑而数。

【证机概要】 邪气犯胃，气血壅滞。

【治法】 清热燥湿，和胃止痛。

【方药】 半夏泻心汤加减。

兼有外感，加苏梗、陈皮、防风；兼食积不化，加焦山楂、焦神曲、炒谷麦芽；兼气机郁滞，加枳实、厚朴；兼瘀血阻络，加丹参、檀香；兼阳明腑实，加大黄、枳实。

**3. 呃逆（胃火上逆）**

呃逆是指胃气上逆动膈，以气逆上冲，喉间呃声连连、声短而频、难以自制为主要表现的病证。

呃逆相当于西医学中的单纯性膈肌痉挛，其他疾病引起的膈肌痉挛之呃逆均可参考本节辨证论治。

《中医内科学》分为胃中寒冷、胃火上逆、气机郁滞、脾胃阳虚和胃阴不足等证。

【临床表现】 呃声洪亮有力，冲逆而出，口臭烦渴，多喜冷饮，脘腹满闷，大便秘结，小便短赤。苔黄燥，脉滑数。

【证机概要】 热积胃肠，腑气不畅，胃火上冲。

【治法】清胃泄热，降逆止呃。

【方药】竹叶石膏汤加减。

本方清热生津，和胃降逆，用于呃声洪亮、口臭烦渴、喜冷饮之呃逆。

方中竹叶、生石膏清泻胃火；沙参（易原方人参）、麦冬养胃生津；半夏和胃降逆；粳米、甘草调养胃气；竹茹、柿蒂助降逆止呃之力。

若腑气不通、痞满便秘者，可合用小承气汤通腑泄热，使腑气通，胃气降，呃自止；若胸膈烦热、大便秘结，可用凉膈散以攻下泄热。

### 4. 呕吐（胃热气逆）

呕吐是因胃失和降、气逆于上，以致乳食由胃中上逆经口而出的一种常见病证。

呕吐可见于西医学的多种疾病。本证以呕吐为主症，本节所述以消化道功能紊乱症为主。

《中医儿科学》分为乳食积滞、胃热气逆、脾胃虚寒和肝气犯胃等证。

【临床表现】食入即吐，呕吐频繁，呕哕声洪，吐物酸臭，口渴多饮，面赤唇红，烦躁少寐。舌红苔黄，脉滑数，指纹紫滞。

【证机概要】胃热气逆。

【治法】清热泻火，和胃降逆。

【方药】黄连温胆汤加减。

方中黄连清胃泻火；陈皮、枳实理气导滞；半夏、竹茹降逆止呕；茯苓、甘草和胃止呕。

兼食积，加神曲、山楂、麦芽消食化积；大便不通，加生

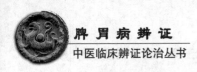

大黄通腑泄热；口渴者，加天花粉、麦门冬养胃生津；吐甚者，加生代赭石降逆止吐；虚热上犯、气逆不降而呕吐者，可选橘皮竹茹汤或竹叶石膏汤。

### 5. 痞满（湿热阻胃）

痞满是指以自觉心下痞塞、胸膈胀满、触之无形、按之柔软、压之无痛为主要症状的病证。按部位痞满可分为胸痞、心下痞等。心下即胃脘部。本节主要讨论以胃脘部出现上述症状的痞满，又可称胃痞。

根据痞满的临床表现，西医学的慢性胃炎（包括浅表性胃炎和萎缩性胃炎）、功能性消化不良、胃下垂等疾病，若以上腹胀满不舒为主症时，可参照本节内容辨证论治。

《中医内科学》分为实痞（饮食内停、痰湿中阻、湿热阻胃、肝胃不和证）和虚痞（脾胃虚弱、胃阴不足证）。

【临床表现】脘腹痞闷，或嘈杂不舒，恶心呕吐，口干不欲饮，口苦，纳少。舌红，苔黄腻，脉滑数。

【证机概要】湿热内蕴，困阻脾胃，气机不利。

【治法】清热化湿，和胃消痞。

【方药】泻心汤合连朴饮加减。

前方泄热破结，后方清热燥湿，理气化浊。两方合用，可增强清热除湿、散结消痞之力，用于胃脘胀闷嘈杂、口干口苦、舌红、苔黄腻之痞满。

大黄泄热散痞，和胃开结；黄连、黄芩苦降泄热；厚朴理气祛湿；石菖蒲芳香化湿，醒脾开胃；半夏和胃燥湿；芦根清热和胃，止呕除烦；栀子、豆豉清热除烦。

若恶心呕吐明显者，加竹茹、生姜、旋覆花以止呕；纳呆不食者，加鸡内金、谷芽、麦芽以开胃导滞；嘈杂不舒者，可合用左金丸；便溏者，去大黄，加白扁豆、陈皮以化湿和胃；如寒热错杂，用半夏泻心汤苦辛通降。

### 6. 吐血（胃热壅盛）

血由胃来，经呕吐而出，血色红或紫黯，常夹有食物残渣，称为吐血，亦称为呕血。

吐血主要见于上消化道出血，其中以消化性溃疡出血及肝硬化所致的食管、胃底静脉曲张破裂最多见，其次见于食管炎，急、慢性胃炎，胃黏膜脱垂症等，以及某些全身性疾病（如血液病、尿毒症、应激性溃疡）引起的出血。

《中医内科学》将吐血归属"血证"范围，分为胃热壅盛、肝火犯气和气虚血溢证。

【临床表现】脘腹胀闷，嘈杂不适，甚则作痛，吐血色红或紫黯，常夹有食物残渣，口臭，便秘，大便色黑。舌质红，苔黄腻，脉滑数。

【证机概要】胃热内蕴，热伤胃络。

【治法】清胃泻火，化瘀止血。

【方药】泻心汤合十灰散加减。

前方清胃泻火；后方清热凉血，收涩止血，为治疗血证的常用方剂。两方合用，用于胃热壅盛的吐血。

黄芩、黄连、大黄苦寒泻火；丹皮、栀子清热凉血；大蓟、小蓟、侧柏叶、茜草根、白茅根清热凉血止血；棕榈皮收敛止血；且大蓟、小蓟、茜草根、大黄、丹皮等药均兼有活血化瘀的作用，故有止血而不留瘀的优点。

胃气上逆而见恶心呕吐者，可加代赭石、竹茹、旋覆花和胃降逆；热伤胃阴而表现为口渴、舌红而干、脉象细数者，加麦冬、石斛、天花粉养胃生津。

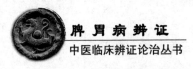
### 7. 呕血、便血（胃热炽盛）

《中医急诊学》将呕血、便血归属于急性出血范围，分为实证和虚证。认为食道胃底静脉曲张破裂、胃溃疡、胃癌、结肠癌等出血，可参照本节内容论治。

【临床表现】胃脘胀痛，呕吐频作，呕血色红或紫暗，常夹有食物残渣；便血紫黑，口苦或口臭，烦躁，大便次数常增加。舌质红，苔黄，脉滑数。

【证机概要】胃热炽盛，灼伤阳络，脉膜破溢，或湿热下注，熏灼阴络，迫血妄行。

【治法】清热泻火，凉血止血。

【方药】泻心汤加减。

胃气上逆而致恶心呕吐者，加代赭石、竹茹、旋覆花；胃热伤阴者，加石斛、天花粉；便血为主的改为地榆散。

其他如大黄粉清热凉血止血。十灰散凉血止血。三七粉活血止血。白及粉收敛止血。云南白药止血活血，重时服保险子1粒。紫地宁血散凉血止血。大黄注射液清热凉血。清开灵注射液清热解毒。

### 8. 吐酸（热证）

吐酸是指胃中酸水上泛，又称泛酸。若随即咽下称为吞酸，若随即吐出者称为吐酸，可单独出现，但常与胃痛同时出现。

《中医内科学》将吐酸附在胃痛内，分为热证和寒证。

【临床表现】吞酸时作，嗳腐气秽，胃脘闷胀，两胁胀满，心烦易怒，口干口苦，咽干口渴。舌红，苔黄，脉弦数。

【治法】清泄肝火，和胃降逆。

【方药】左金丸加味。

方中黄连、吴茱萸、黄芩、山栀子清肝泄热；乌贼骨、煅瓦楞子制酸。

### 9. 嘈杂（胃热证）

嘈杂是指胃中空虚，似饥非饥，似辣非辣，似痛非痛，莫可名状，时作时止的病证。可单独出现，又常与胃痛、吞酸兼见。

《中医内科学》将嘈杂附在胃痛内，分为胃热证、胃虚证和血虚证。

【临床表现】嘈杂而兼恶心吞酸，口渴喜冷，口臭心烦，脘闷痰多，多食易饥，或似饥非饥。舌质红，苔黄干，脉滑数。

【治法】清热化痰和中。

【方药】温胆汤加味。

方中法半夏燥湿化痰降逆；陈皮理气燥湿；竹茹清热化痰降逆；枳实行气导滞；生姜和胃降逆；甘草调和诸药。

加黄连、栀子清泄胃热。

### 10. 消渴——中消（胃热炽盛）

消渴是以多饮、多食、多尿、乏力、消瘦，或尿有甜味为主要临床表现的一种疾病。

根据消渴病的临床特征，主要是指西医学的糖尿病。他如尿崩症，因具有多尿、烦渴的临床特点，与消渴病亦有某些相似之处，可参考本节辨证论治。

《中医内科学》将消渴分为上消（肺热津伤证）、中消（胃热炽盛证、气阴亏虚证）和下消（肾阴亏虚证、阴阳两虚证）。

【临床表现】多食易饥，口渴，尿多，形体消瘦，大便干

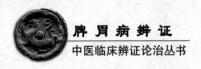

燥。苔黄，脉滑实有力。

【证机概要】胃火内炽，胃热消谷，耗伤津液。

【治法】清胃泻火，养阴增液。

【方药】玉女煎加减。

本方清胃滋阴，适用于胃热阴虚之消渴、多食易饥、口渴等症。

方中生石膏、知母、黄连、栀子清胃泻火；玄参、生地黄、麦冬滋肺胃之阴；川牛膝活血化瘀，引热下行。

大便秘结不行，可用增液承气汤润燥通腑，"增水行舟"，待大便通后，再转上方治疗。本证亦可选用白虎加人参汤。方中生石膏、知母清肺胃，除烦热；人参益气扶正；甘草、粳米益胃护津，共奏益气养胃、清热生津之效。

### 11. 经行口糜（胃热熏蒸）

每值经前或经行时，口舌糜烂，如期反复发作，经后渐愈者，称经行口糜。

《中医妇科学》将经行口糜分为胃热熏蒸和阴虚火旺证。

【临床表现】经行口舌生疮，口臭，月经量多，色深红，口干喜饮，尿黄便结。舌苔黄厚，脉滑数。

【证机概要】胃热炽盛，经行夹胃热逆上，熏蒸于口。

【治法】清胃泄热。

【方药】凉膈散。

主治大人、小儿脏腑积热，唇焦咽燥，舌肿喉闭，口舌生疮等症。

方中朴硝、大黄清热泻下；连翘、竹叶、栀子、黄芩清热解毒；甘草缓急和中；薄荷清疏。全方清热泻下则胃热自清，口糜自愈。若脾虚湿热内盛者，见口糜或口唇疱疹、脘腹胀满、大便馊臭，治宜芳香化浊，清热利湿，方用甘露消毒丹。

**12. 鼻衄（胃热炽盛）**

鼻衄，即鼻出血，是多种疾病的常见症状。西医学也称鼻出血或鼻衄。

《中医内科学》将鼻衄归属于血证范围，分为热邪犯肺、胃热炽盛、肝火上炎和气血亏虚证。

《中医耳鼻咽喉科学》将鼻衄分为实证（肺经风热、胃热炽盛、肝火上逆、心火亢盛等证）和虚证（肝肾阴虚、脾不统血证）。

【临床表现】鼻中出血，量多，血色鲜红或深红，鼻内干燥，口干口臭，烦渴引饮，大便秘结，小便短赤。舌质红，苔黄厚干，脉洪大而数。

【证机概要】热蕴于胃，循经上炎，灼伤鼻络，血随热涌，而致鼻衄。

【治法】清泻胃火，凉血止血。

【方药】凉膈散加减。

方中黄芩、栀子清热泻火；薄荷、连翘疏解外邪；竹叶清热利尿，引热下行；大黄、芒硝、甘草利膈通便。全方清上泻下，火热清则衄自止。

若大便通利，可去芒硝；热甚伤津伤阴者，可加麦冬、玄参、白茅根之类以助养阴清热生津；大便秘结者，加大黄、瓜蒌仁以通腑泄热。

中成药：犀角地黄丸、十灰散，可用于外治，如吹鼻止衄。

《中医内科学》治疗胃热炽盛的鼻衄，治法清胃泻火，凉血止血。方用玉女煎加减。滋阴清胃泻火，或兼齿衄、头痛、

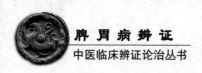

牙痛、烦热口渴、舌红、苔黄等症。方中石膏、知母清胃泻火；地黄、麦冬养阴清热；牛膝引血下行；大蓟、小蓟、白茅根、藕节凉血止血。

热势甚者，加山栀、丹皮、黄芩清热泻火；大便秘结，加生大黄通腑泄热；阴伤较甚，口渴，舌红苔少，脉细数者，加天花粉、石斛、玉竹养胃生津。

### 13. 齿衄（胃火炽盛）

齿龈出血称为齿衄，又称牙衄、牙宣。

齿衄可由齿龈局部病变或全身疾病所引起。内科范围的齿衄多由血液病、维生素缺乏症及肝硬化等疾病所引起。齿龈局部病变引起的齿衄一般属于口腔科范围。

《中医内科学》将齿衄归属于血证范围，分为胃火炽盛和阴虚火旺证。

【临床表现】齿衄，血色鲜红，齿龈红肿疼痛，头痛，口臭。舌红，苔黄，脉洪数。

【证机概要】胃火内炽，循经上犯，灼伤血络。

【治法】清胃泻火，凉血止血。

【方药】加味清胃散合泻心汤加减。

前方清胃凉血，后方泻火解毒，两方合用，有较强的清胃泻火、凉血止血的作用。

方中生地、丹皮、水牛角清热凉血；大黄、黄连、黄芩、连翘清热泻火；当归、甘草养血和中；白茅根、大蓟、小蓟、藕节凉血止血。

烦热、口渴者，加石膏、知母清热除烦。

## 小　结

胃热炽盛证是指火热壅滞于胃，胃失和降，以胃脘灼痛、消谷善饥等为主要表现的实热证候，又称胃（实）热（火）证。

## （一）胃热炽盛涉及的病证

胃热炽盛涉及的病证有湿热中阻的胃痛，湿热犯胃的急性胃脘痛，胃火上逆的呃逆，胃热气逆的呕吐，湿热阻胃的痞满，胃热壅（炽）盛的吐血、呕血便血、吐酸、嘈杂、消渴（中消）、鼻衄、齿衄，胃热熏蒸的经行口糜。

## （二）临床表现

### 1. 主症

病证名称即是其主症。因湿热或热证，故胃痛则痛势急迫、硬痛拒按、脘闷灼热；呃逆、呕吐、吐酸、嘈杂，则声洪有力、吐物酸臭或口臭烦渴、多喜冷饮等；痞满除脘腹痞闷外，或有嘈杂不舒、恶心呕吐；消渴中消，除多食易饥、口渴外，还可有尿多、形体消瘦；经行口糜见口臭、月经量多、色深红；出血性病证见吐血、呕血、便血，血色红或紫黯，便血则紫黑，鼻衄、齿衄其血色鲜红或深红，鼻衄时鼻内干燥，齿衄时齿龈红肿疼痛。

### 2. 兼症

全身症状多有口干口苦或口臭，烦渴引饮或口渴不欲饮，心烦易怒或烦躁少寐，面赤唇红，大便秘结不畅，小便短赤等。

## （三）舌象与脉象

### 1. 舌象

舌红，苔黄、黄腻、黄燥或黄干、黄厚、黄厚干。

### 2. 脉象

脉多滑数，也可见弦滑而数、滑实有力、弦数、洪数，指

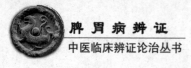

纹紫滞。

### （四）代表方

选用的凉膈散、泻心汤皆为清热剂中的清热解毒方；左金丸、玉女煎乃清脏腑热的方剂；竹叶石膏汤为清气分热方；犀角地黄汤是清热凉血方；半夏泻心汤是和解剂中的调和肠胃方；温胆汤乃祛痰剂中的燥湿化痰方，黄连温胆汤乃温胆汤加黄连。

#### 1. 凉膈散

功用：泻火通便，清上泻下。

主治：本节用于胃热炽盛的鼻衄与胃热熏蒸的经行口糜。

现代应用：现代常用于咽炎、口腔炎、急性扁桃腺炎、胆道感染、急性黄疸性肝炎等上、中二焦火热者。

#### 2. 泻心汤

功用：泻火消痞。

主治：邪热壅滞心下，气机痞塞证。本节用于胃热炽盛的呕血、便血，合十灰散用于胃热壅盛的吐血，合连朴饮用于湿热阻胃的痞满，合加味清胃散用于胃火炽盛的齿衄。

半夏泻心汤用于湿热犯胃的急性胃脘痛。

#### 3. 左金丸

左金丸由黄连、吴茱萸组成。

功用：清泻肝火，降逆止呕。

主治：肝火犯胃证。本节用于胃热的吐酸。

#### 4. 玉女煎

功用：清胃热，滋肾阴。

主治：胃热阴虚证。本节用于胃热炽盛的消渴（中消）与胃热炽盛的鼻衄。

**5. 竹叶石膏汤**

功用：清热生津，益气和胃。

主治：伤寒、温病、暑病余热未清、气津两伤证。本节用于胃火上逆的呃逆。

**6. 温胆汤**

功用：理气化痰，和胃利胆。

主治：胆郁痰扰证。本节用于胃热的嘈杂证，黄连温胆汤用于胃热气逆之呕吐。

**7. 其他**

清中汤用于湿热阻胃的胃痛。

# 第四节　外邪、饮食、瘀血犯胃

**1. 呕吐**

呕吐是指胃失和降、气逆于上、迫使胃中之物从口中吐出的一种病证。

根据本病的临床表现，呕吐可以出现于西医学的多种疾病之中，当以呕吐为主要表现时，可参考本节辨证论治，同时结合辨病处理。

《中医内科学》分为实证（外邪犯胃、食滞内停、痰饮内阻、肝气犯胃）和虚证（脾胃气虚、脾胃阳虚、胃阴不足）。

《中医急诊学》有暴吐，分为实证和虚证。

《中医儿科学》分为乳食积滞、胃热气逆、脾胃虚寒和肝气犯胃等证。

（1）外邪犯胃

【临床表现】突然呕吐，胸脘满闷，发热恶寒，头身疼

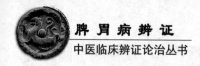

痛。舌苔白腻，脉濡缓。

【证机概要】外邪犯胃，中焦气滞，浊气上逆。

【治法】疏邪解表，化浊和中。

【方药】藿香正气散加减。

本方芳香化浊，散寒解表，并具理气和胃降逆之功，适用于寒湿之邪犯胃、中焦气机不利、浊邪上逆之呕吐。

方中藿香、紫苏、白芷芳香化浊，散寒疏表；大腹皮、厚朴理气除满；半夏、陈皮和胃降逆止呕；白术、茯苓化湿健脾；生姜和胃止呕。

伴见脘痞嗳腐、饮食停滞者，可去白术，加鸡内金、神曲以消食导滞；如风寒偏重，症见寒热无汗、头痛身楚，加荆芥、防风、羌活祛风寒，解表邪；兼气机阻滞、脘闷腹胀者，可酌加木香、枳壳行气消胀。

附：暴吐

《中医急诊学》中暴吐的实证为外邪犯胃。

【方药】藿香正气散。

本方解表化浊，和胃降逆。

兼有阳明腑实，加生大黄、枳实；兼有湿热者，加黄连、黄芩、鲜竹茹；兼有食滞，加焦山楂、炒麦芽、鸡内金；兼有疫病秽浊之邪者，加草蔻仁、菖蒲以辟秽止呕。

（2）食滞内停

【临床表现】呕吐酸腐，脘腹胀满，嗳气厌食，大便或溏或结。舌苔厚腻，脉滑实。

【证机概要】食积内停，气机受阻，浊气上逆。

【治法】消食化滞，和胃降逆。

【方药】保和丸加减。

本方以消食和胃为主，兼有理气降逆之功效，适用于饮食停滞、浊气上逆的呕吐。

方中山楂、神曲、莱菔子消食和胃；陈皮、半夏、茯苓理气降逆，和中止呕；连翘清解郁热。

若因肉食而吐者，重用山楂；因米食而吐者，加谷芽；因面食而吐者，重用莱菔子，加麦芽；因酒食而吐者，加豆蔻仁、葛花，重用神曲；因食鱼、蟹而吐者，加苏叶、生姜；因豆制品而吐者，加生萝卜汁；若食物中毒呕吐者，用烧盐方探吐，防止腐败毒物被吸收。

（3）乳食积滞

【临床表现】呕吐物多为酸臭乳块或不消化食物，不思乳食，口气臭秽，脘腹胀满，吐后觉舒，大便秘结或泻下酸臭。舌质红，苔厚腻，脉滑数有力，指纹紫滞。

【证机概要】伤乳伤食，胃失和降。

【治法】消乳消食，和胃降逆。

【方药】伤乳用消乳丸加减。方中麦芽、神曲、山楂消乳化积；香附、砂仁、陈皮理气止吐；谷芽、甘草和中。

伤食用保和丸加减。方中焦山楂、焦神曲、鸡内金消食化积导滞；莱菔子、陈皮、法半夏理气降逆止呕；茯苓健脾渗湿；连翘清解郁热。

若呕吐较频者，可加少许生姜汁以降逆止吐；若大便秘结者，加大黄、枳实以通下导滞；兼胃寒者，去连翘，加丁香、藿香、白豆蔻温胃降逆；食滞化热，加竹茹、黄连清胃泄热；浊气犯胃呕吐而见胸闷恶心，苔浊垢腻，加玉枢丹辟秽止呕；因食鱼、蟹而吐者，加紫苏解毒；因食肉而吐者，重用山楂消肉食之积。

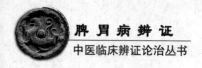

(4) 痰饮内阻

【临床表现】呕吐清水痰涎，脘闷不食，头眩心悸。舌苔白腻，脉滑。

【证机概要】痰饮内停，中阳不振，胃气上逆。

【治法】温中化饮，和胃降逆。

【方药】小半夏汤合苓桂术甘汤加减。

前方祛痰化痰为主，适用于呕吐严重者；后方健脾化湿，温化痰饮，适用于呕吐清水、舌苔白腻、脘闷不食者。

方中半夏温化痰饮，和胃止呕；生姜温胃散寒止呕；茯苓、白术、甘草健脾化湿；桔梗温化痰饮。

脘腹胀满、舌苔厚腻者，可去白术，加苍术、厚朴以行气除满；脘闷不舒者，加白蔻仁、砂仁化浊开胃；胸膈烦闷、口苦、失眠、恶心呕吐者，可去桂枝，加黄连、陈皮化痰泄热，和胃止呕。

## 2. 急性胃脘痛（邪气犯胃）

急性胃脘痛是以胃脘部突发剧烈疼痛、恶心呕吐，甚或厥逆为主要表现的一种病证。

西医学中的急性胃炎、急性胃肠炎、胃黏膜脱垂症、胃及十二指肠溃疡急性穿孔、胃癌急性穿孔、急性胃扩张、急性胃扭转等疾病均可参照本节辨证论治。

《中医急诊学》分为实证（邪气犯胃，气血壅滞）和虚证（中阳不振，寒邪凝滞）。

【临床表现】胃脘胀满，硬痛拒按，灼热嘈杂，口黏纳呆，嗳气酸腐，厌食欲吐，吐后反快，大便干结或不爽，得泻痛减。舌红，苔黄腻，脉弦滑而数。

【证机概要】邪气犯胃，气血壅滞。

【治法】清热燥湿，和胃止痛。

【方药】半夏泻心汤加减。

兼有外感，加苏梗、陈皮、防风；兼食积不化，加焦山楂、焦神曲、炒谷麦芽；兼气机壅滞，加枳实、厚朴；兼瘀血阻络，加丹参、檀香；兼阳明腑实，加大黄、枳实。

### 3. 胃痛

胃痛又称胃脘痛，是以上腹胃脘部近心窝处疼痛为主症的病证。

西医学中的急性胃炎、慢性胃炎、胃溃疡、十二指肠溃疡、功能性消化不良、胃黏膜脱垂等病以上腹部疼痛为主要症状者，属于中医学胃痛范畴，均可参考本节进行辨证论治，必要时结合辨病处理。

《中医内科学》分为寒邪客胃、饮食伤胃、肝气犯胃、湿热中阻、瘀血停胃、胃阴亏耗和脾胃虚寒证。

（1）饮食伤胃

【临床表现】胃脘疼痛，胀满拒按，嗳腐吞酸，或呕吐不消化食物，其味腐臭，吐后痛减，不思饮食，大便不爽，得矢气及便后稍舒。舌苔厚腻，脉滑。

【证机概要】饮食积滞，阻塞胃气。

【治法】消食导滞，和胃止痛。

【方药】保和丸加减。

本方消食导滞，适用于脘满不食、嗳腐吐食的胃痛。

方中神曲、山楂、莱菔子消食导滞；茯苓、半夏、陈皮和胃化湿；连翘散结清热。

若脘腹胀甚者，可加枳实、砂仁、槟榔等以行气消滞；若胃脘胀痛而便秘者，可合用小承气汤，或改用枳实导滞丸以通

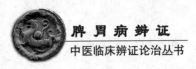

腑行气；胃痛急剧而拒按，伴见苔黄燥、便秘者，为食积化热成燥，合用大承气汤以泄热解燥，通腑荡积。

（2）瘀血停胃

【临床表现】胃脘疼痛，如针刺，似刀割，痛有定处，按之痛甚，痛时持久，食后加剧，入夜尤甚，或见吐血黑便。舌质紫黯或有瘀斑，脉涩。

【证机概要】瘀停胃络，脉络壅滞。

【治法】化瘀通络，理气和胃。

【方药】失笑散合丹参饮加减。

前方活血化瘀，后方化瘀止痛。两方合用，加强活血化瘀作用，用于胃痛如针刺或痛有定处之证。

方中蒲黄、五灵脂、丹参活血散瘀止痛；檀香、砂仁行气和胃。

若胃痛甚者，可加延胡索、木香、郁金、枳壳以加强活血行气止痛之功；若四肢不温、舌淡脉弱者，为气虚无以行血，加党参、黄芪等以益气活血；便黑，可加三七、白及化瘀止血，出血不止应参考血证有关内容辨证论治；若口干咽燥，舌光无苔，脉细，为阴虚无以濡养，加生地、麦冬以滋阴润燥。

**4. 痞满（饮食内停）**

痞满是指以自觉心下痞塞、胸膈胀满、触之无形、按之柔软、压之无痛为主要症状的病证。根据部位，痞满可分为胸痞、心下痞等。心下即胃脘部。本节主要讨论以胃脘部出现上述症状的痞满，又可称胃痞。

根据痞满的临床表现，西医学的慢性胃炎（包括浅表性胃炎和萎缩性胃炎）、功能性消化不良、胃下垂等疾病，若以上腹胀满不舒为主症时可参照本节内容辨证论治。

《中医内科学》分为实痞（饮食内停、痰湿中阻、湿热阻胃、肝胃不和）和虚痞（脾胃虚弱、胃阴不足）。

【临床表现】脘腹痞闷而胀，进食尤甚，拒按，嗳腐吞酸，恶食呕吐，或大便不调，矢气频作，味臭如败卵。舌苔厚腻，脉滑。

【证机概要】饮食停滞，胃腑失和，气机壅塞。

【治法】消食和胃，行气消痞。

【方药】保和丸加减。

本方消食导滞，和胃降逆，用于食谷不化、脘腹胀满。

方中山楂、神曲、莱菔子消食导滞，行气除胀；半夏、陈皮和胃化湿，行气消痞；茯苓健脾渗湿，和中止泻；连翘清热散结。

若食积较重者，可加鸡内金、炒谷芽、炒麦芽以消食；脘腹胀满者，可加枳实、厚朴、槟榔等理气除满；食积化热、大便秘结者，加大黄、枳实通腑消胀，或用枳实导滞丸推荡积滞，清热利湿；兼脾虚便溏者，加白术、白扁豆等健脾助运，化湿和中，或用枳实消痞丸消除痞满，健脾和胃。

### 5. 噎膈（瘀血内结）

噎膈是指吞咽食物哽噎不顺，饮食难下，或纳而复出的疾患。噎即噎塞，指吞咽之时哽噎不顺；膈为格拒，指饮食不下。噎虽可单独出现，而又每为膈的前驱表现，故临床往往以噎膈并称。

根据噎膈的临床表现，西医学中的食道癌、贲门癌、贲门痉挛、食道贲门失弛缓症、食管憩室、食道炎、食道狭窄、胃神经官能症等，均可参照本节内容辨证论治。

《中医内科学》分为痰气交阻证、瘀血内结证和津亏热

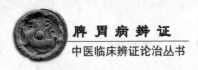

结证。

【临床表现】饮食难下，或虽下而复吐出，甚或呕出物如赤豆汁，胸膈疼痛，固着不移，肌肤枯燥，形体消瘦。舌质紫暗，脉细涩。

【证机概要】蓄瘀留着，阻滞食道，通降失司，肌肤失养。

【治法】滋阴养血，破血行瘀。

【方药】通幽汤加减。

本方滋阴养血，破血行瘀，适用于瘀血内阻、食道不通、饮食不下、生化乏源、气血不能充养肌肤之噎膈。

方中生地、熟地、当归滋阴养血；桃仁、红花、丹参、三七活血化瘀；五灵脂、乳香、没药、蜣螂虫活血破瘀止痛；海藻、昆布、贝母软坚化痰。

瘀阻显著者，酌加三棱、莪术、炙穿山甲、急性子增强破结消癥之力；呕吐较甚、痰涎较多者，加海蛤粉、法半夏、瓜蒌等化痰止呕；呕吐物如赤豆汁者，另服云南白药化瘀止血；如服药即吐，难于下咽，可含化玉枢丹以开膈降逆，随后再服汤药。

# 小　结

胃是机体对饮食进行消化吸收的重要脏器。受纳水谷是指胃气可接受和容纳饮食和水谷；腐熟水谷是指胃气将饮食初步消化。影响胃功能的因素，除胃气、胃阳、胃阴不足及寒热之邪外，其他外邪、饮食不当、瘀血内停、痰饮内阻等都可影响胃的功能而发生病证。

## （一）由外邪、饮食、瘀血犯胃引起的病证

由外邪、饮食、瘀血犯胃引起的病证有呕吐，可因外邪犯

胃、食滞内停、乳食积滞、痰饮内阻所致；邪气犯胃还可引起急性胃脘痛；饮食伤胃、瘀血停胃均可引起胃痛；饮食内停可引起痞满；瘀血内结可引起噎膈。

## （二）临床表现

### 1. 主症

病证名称即是其主症，由于病因不同可有不同表现。如呕吐：外邪犯胃引起的呕吐，除外感症状外，多突然呕吐；食滞内停的呕吐表现为呕吐酸腐、脘腹胀满、嗳气厌食等；乳食积滞的呕吐，其呕吐物多为酸臭乳块或不消化食物；痰饮内阻的呕吐，则呕吐清水痰涎。

胃痛：饮食伤胃的胃痛则胃脘疼痛，胀满拒按，嗳腐吞酸，或呕吐不消化食物，其味腐臭，吐后痛减；瘀血停胃的胃痛，其痛如针刺，似刀割，痛有定处，按之痛甚，痛时持久，食后加剧，入夜尤甚。

饮食内停的痞满，表现为脘腹痞闷而胀，进食尤甚，拒按，嗳腐吞酸，恶食呕吐。

瘀血内结的噎膈，表现为饮食难下，或虽下而复吐出，甚或呕出物如赤豆汁。

### 2. 兼症

由于饮食不节引起的呕吐、胃痛、痞满均可引起不思乳食，口气臭秽，脘腹胀满，大便秘结，或泻下酸臭，吐后、得泻、得矢气及便后痛减或得舒；瘀血停胃的胃痛或见吐血黑便；瘀血内结的噎膈可见胸膈疼痛，固着不移，肌肤枯燥，形体消瘦；外感引起的呕吐可有外感症状；急性胃脘痛的外邪为湿热邪，故有硬痛拒按、灼热嘈杂、大便干结或不爽、得泻痛减等表现。

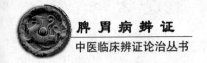

### （三）舌象与脉象

**1. 舌象**

舌质红，有瘀血紫黯或有瘀斑，苔白腻、厚腻，或黄腻。

**2. 脉象**

脉滑、滑实、滑数、弦滑而数，瘀血则涩、细涩。

### （四）代表方

凡伤食者，皆用保和丸。

**1. 保和丸**

消食剂的消食化滞方。

功用：消食和胃。

主治：食滞胃脘证。

现代应用：现代常用于急慢性胃炎、急慢性肠炎、消化不良、婴幼儿腹泻等属食积内停者。

加减：在《方剂学》中，食积较重者，加枳实、槟榔；舌黄、脉数者，加黄连、黄芩；大便秘结者，加大黄；脾虚者加白术。在本节食滞内停的呕吐中，若因肉食而吐者，重用山楂；因米食而吐者，加炒谷芽；因面食而吐者，重用莱菔子、炒麦芽；因酒食而吐者，加豆蔻仁、葛花，重用神曲；因食鱼、蟹而吐者，加苏叶、生姜；因豆制品而吐者，加生萝卜汁；食物中毒呕吐者，用烧盐方探吐。

在乳食积滞的呕吐中，乳伤用消乳丸（去莱菔子、半夏、茯苓，加炒麦芽、香附、砂仁、炒谷芽）、伤食用保和丸（改用焦山楂、焦神曲，加鸡内金）。

**2. 其他**

外邪犯胃的呕吐，选用疏邪解表、化浊和中的藿香正气散；痰饮内阻的呕吐，选用具有温中化饮、和胃降逆的小半夏汤合苓桂术甘汤；湿热犯胃的急性胃脘痛用清热燥湿、和胃止痛的半夏泻心汤；瘀血停胃的胃痛用清热燥湿、和胃止痛的失笑散合丹参饮（由丹参、檀香、砂仁组成，具化瘀止痛作用）；瘀血内结的噎膈用滋阴养血、破血行瘀的通幽汤。

# 第五节　胃肠结（湿）热证

胃肠结（湿）热证是指胃肠同时或先后有热（湿热）的表现。

## 1. 腹痛（胃肠结热）

腹痛是指胃脘以下、脐之四旁以及耻骨以上部位发生的疼痛，包括大腹痛、脐腹痛、少腹痛和小腹痛。

《中医内科学》分为寒邪内阻、湿热壅滞、饮食积滞、肝郁气滞、瘀血内停和中虚脏寒等证。

《中医儿科学》分为腹部中寒、乳食积滞、胃肠结热、脾胃虚寒和气滞血瘀证。

【临床表现】腹部胀满，疼痛拒按，大便秘结，烦躁不安，潮热口渴，手足心热。唇舌鲜红，舌苔黄燥，脉滑数或沉实，指纹紫滞。

【证机概要】热结胃肠，腑实不通。

【治法】通腑泄热，行气止痛。

【方药】大承气汤加减。

方中生大黄、玄明粉泄热通便，荡涤胃肠，活血祛瘀；厚朴行气破结，消痞除满；升麻、黄连清泄胃热；木香、枳实行气消痞。

若口干、舌质红干伤津者，加玄参、麦冬、生地养阴生

津；因肝胆失于疏泄，肝热犯胃而实热腹痛，用大柴胡汤加减。

**2. 疫毒痢（热毒炽盛）**

疫毒痢是由于感受湿热疫毒之邪蕴结肠胃而引起的以发病急骤、高热、下利脓血，甚或神昏、抽搐，以及出现厥脱等为临床表现，并且具有传染性的一种急性危重病证。西医学中的急性中毒性细菌性痢疾可参照本节内容诊治。

《中医内科学》分为湿热痢、疫毒痢、寒湿痢、阴虚痢、虚寒痢和休息痢。

《中医急诊学》将疫毒痢分为热毒炽盛、热毒内闭和热毒动风证。

【临床表现】发病急骤，壮热恶寒，腹痛剧烈，里急后重明显，便下紫色脓血，口渴烦躁。舌质红绛，苔黄燥，脉濡滑数。

【证机概要】感受湿热疫毒之邪，蕴结肠胃，致使热毒炽盛，熏灼肠道。

【治法】清热解毒，凉血止利。

【方药】白头翁汤加减。

腹痛、里急后重明显者，加木香、槟榔、白芍；积滞不下、腹痛拒按者，加大黄、芒硝、厚朴、枳实。

亦可用香连浓缩丸、葛根芩连微丸、加味香连丸。也可采取药物灌肠：先行清洁灌肠，再用白头翁汤保留灌肠。

《中医内科学》的疫毒痢选用白头翁汤合芍药汤。方中白头翁、黄连、黄柏、秦皮清热化湿，凉血解毒；金银花、地榆、牡丹皮清热凉血；芍药、甘草调营和血；木香、槟榔调气导滞。

若见热毒秽浊壅塞肠道、腹中痛满拒按、大便滞涩、臭秽难闻者，加大黄、枳实、芒硝通腑泻浊；神昏谵语，甚则痉厥，舌质红，苔黄糙，脉细数，属热毒深入营血、神昏高热者，用犀角地黄汤、紫雪丹以清营凉血开窍；若热极风动、痉厥抽搐者，加羚羊角、钩藤、石决明以息风镇痉；若暴利致脱，症见面色苍白、汗出肢冷、唇舌紫黯、尿少、脉微欲绝者，应急服独参汤或参附汤，加用参麦注射液等以益气固脱。

**3. 息肉痔（胃肠湿热）**

息肉痔是指直肠内黏膜上的赘生物，是一种常见的直肠良性肿瘤。

《中医外科学》将息肉痔分为胃肠湿热和脾胃虚弱证。

【临床表现】大便不爽，小腹胀痛，便内有鲜血或黏液，气味臭秽。舌红苔黄，脉滑数。

【证机概要】胃肠湿热，下注后阴。

【治法】清热利湿，解毒散结。

【方药】萆薢渗湿汤加减。

功用清热利湿，用于脚湿气、下肢丹毒及湿疮等症。

腹泻加黄连、马齿苋；便血加地榆、槐角、炒荆芥。

**4. 瘾疹（胃肠湿热）**

瘾疹是一种皮肤出现红色或苍白色风团、时隐时现的瘙痒性过敏性皮肤病。本病相当于西医的荨麻疹。

《中医外科学》分为风寒束表、风热犯表、胃肠湿热和血虚风燥证。

【临床表现】风团片大、色红、瘙痒剧烈；发疹的同时伴脘腹疼痛，恶心呕吐，神疲纳呆，大便秘结或泄泻。舌质红，苔黄腻，脉弦滑数。

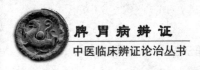

【证机概要】表邪未解，胃肠湿热，蕴结肌肤。

【治法】疏风解表，通腑泄热。

【方药】防风通圣散加减。

大便稀，去大黄，加薏苡仁；恶心呕吐者，加半夏、茯苓、竹茹；有肠道寄生虫者，加乌梅、使君子、槟榔。

### 5. 面游风（胃肠湿热）

面游风又名白屑风，是因皮肤油腻而出现红斑、覆有鳞屑而得名，是发生在皮脂溢出部位的慢性炎症性皮肤病。本病相当于西医学的脂溢性皮炎。

《中医外科学》分为风热血燥和胃肠湿热证。

【临床表现】皮损为潮红斑片，有油腻性痂屑，甚至糜烂、渗出；伴口苦口黏、脘腹痞满、小便短赤、大便臭秽。舌质红，苔黄腻，脉滑数。

【证机概要】湿热蕴结胃肠，溢于皮肤。

【治法】健脾除湿，清热止痒。

【方药】参苓白术散合茵陈蒿汤加减。

前方健脾补气，和胃渗湿，用于脾胃虚弱、饮食不化，或吐或泻形体虚羸等症。后方清热利湿，用于风疹块因胃肠湿热所致者。

糜烂渗出较甚者，加土茯苓、苦参、马齿苋；热盛者，加桑白皮、黄芩。

### 6. 粉刺（胃肠湿热）

粉刺是一种以颜面、胸、背等处生丘疹如刺，可挤出白色碎米样粉汁为主要临床表现的皮肤病，是毛囊、皮脂腺的慢性炎症。本病相当于西医的痤疮。

《中医外科学》分为肺经风热、胃肠湿热和痰湿瘀滞证。

【临床表现】颜面、胸背部皮肤油腻，皮疹红肿疼痛，或有脓疱；伴口臭、便秘、溲黄。舌红，苔黄腻，脉滑数。

【证机概要】胃肠湿热，蕴结肌肤。

【治法】清热除湿解毒。

【方药】茵陈蒿汤。

功用清热利湿。用于风疹块因胃肠湿热所致者。

伴腹胀、舌苔厚腻者，加生山楂、鸡内金、枳实；脓疱较多者，加白花蛇舌草、野菊花、金银花。

# 小　　结

胃肠结（湿）热证是指胃肠同时或先后有热（湿热）的表现。

## （一）胃肠结（湿）热涉及的病证

胃肠结（湿）热涉及的病证有胃肠湿热（结热）的息肉痔、瘾疹、面游风、粉刺、腹痛，以及热毒炽盛的疫毒痢。

## （二）临床表现

### 1. 主症

胃肠结（湿）热证的主要症状有两方面。

（1）表现在胃肠：腹痛则腹部胀满，疼痛拒按；息肉痔则大便不爽，小腹胀痛，便内有鲜血或黏液；疫毒痢表现为腹痛剧烈，里急后重明显，便下紫色脓血。

（2）表现在皮肤：瘾疹风团片大、色红、瘙痒剧烈；面游风的皮损为潮红斑片，有油腻性痂屑，甚至糜烂、渗出；粉刺表现为颜面、胸背部皮肤油腻，皮疹红肿疼痛，或有脓疱。

### 2. 兼症

多伴脘腹疼痛，恶心呕吐，神疲纳呆，烦躁不安，小便短

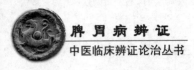

赤，大便秘结或泄泻或臭秽。疫毒痢则发病急骤，壮热恶寒。

## （三） 舌象与脉象

### 1. 舌象

舌质红、鲜红、红绛。舌苔黄、黄腻或黄燥。

### 2. 脉象

脉滑数、濡滑数、弦滑数或沉实。指纹紫滞。

## （四） 代表方

### 1. 萆薢渗湿汤

功用：清热利湿，解毒散结。

主治：本节用于胃肠湿热的息肉痔。

加减：腹泻，加黄连、马齿苋；便血，加地榆、槐角、炒荆芥。

### 2. 防风通圣散

功用：疏风解表，通腑泄热。

主治：本节用于胃肠湿热的瘾疹。

加减：大便稀，去大黄，加薏苡仁；恶心呕吐者，加半夏、茯苓、竹茹；有肠道寄生虫者，加乌梅、使君子、槟榔。

### 3. 参苓白术散

功用：益气健脾，渗湿止泻。

主治：本节合茵陈蒿汤用于肠胃湿热的面游风。

加减：糜烂渗出较甚者，加土茯苓、苦参、马齿苋；热盛，加桑白皮、黄芩。

### 4. 茵陈蒿汤

功用：清热利湿退黄。

主治：本节用于肠胃湿热的粉刺。

**5. 大承气汤**

由生大黄、玄明粉、厚朴、枳实组成。本节加升麻、黄连、木香有通腑泄热、行气止痛的作用，用于胃肠结热的腹痛。

**6. 白头翁汤与芍药汤**

均为清脏腑热的方剂。白头翁汤清热解毒，凉血止利；芍药汤具有清热燥湿、调气和血的作用。此两方皆可治利，白头翁汤用于热毒血痢；芍药汤用于湿热痢，兼气血失调证。

# 第六节　食滞胃肠证与寒滞胃肠证

## 一、食滞胃肠证

食滞胃肠证是指饮食停积胃肠，以脘腹痞胀疼痛、呕泻酸馊腐臭等为主要表现的证候。

【临床表现】脘腹胀满疼痛、拒按，厌食，嗳腐吞酸，呕吐酸馊食物，吐后胀痛得减，或腹痛，肠鸣，矢气臭如败卵，泻下不爽，大便酸腐臭秽。舌苔厚腻，脉滑或沉实。

【证机概要】本证多因饮食不节，暴饮暴食，食积不化所致；或因素体胃气虚弱，稍有饮食不慎，即停滞难化而成。

胃肠主受纳、运化水谷，以和降为顺。暴饮暴食，或饮食不慎，食滞胃肠，气失和降，阻滞不通，则脘腹胀满疼痛而拒按；食积于内，腐熟不及，则拒于受纳，故厌恶食物；胃中未消化食物夹腐浊之气上逆，则嗳腐吞酸，或呕吐酸馊食物；吐后宿食得以排出，故胀痛可减；食滞肠道，阻塞气机，则腹胀腹痛，肠鸣，矢气多而臭如败卵；腐败食物下注，则泻下之物

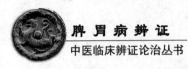

酸腐秽臭；胃肠秽浊之气上蒸，则舌苔厚腻；脉滑或沉实为食积之象。

本证多有伤食病史，以脘腹痞胀疼痛、呕泻酸馊腐臭等为辨证的主要依据。

本节暂收了瘀血与痰饮。

## 二、寒滞胃肠证

寒滞胃肠证指寒邪侵袭胃肠，阻滞气机，以胃脘、腹部冷痛，痛势急剧等为主要表现的实寒证候，又称中焦实寒证。

【临床表现】胃脘、腹部冷痛，痛势暴急，遇寒加剧，得温则减，恶心呕吐，吐后痛缓，口淡不渴，或口泛清水，腹泻清稀，或腹胀便秘，面白或青，恶寒肢冷。舌苔白润，脉弦紧或沉紧。

【证机概要】本证多因过食生冷，或脘腹受冷，寒凝胃肠所致。

寒主收引、凝滞，寒邪侵犯胃肠，凝滞气机，故脘腹冷痛，痛势急剧；寒邪得温则散，故疼痛得温则减；遇寒则痛势加剧；胃气上逆，则恶心呕吐；寒伤胃阳，水饮不化，随胃气上逆，则口中泛吐清水；吐后气滞暂得舒畅，则吐后痛减；寒不伤津，故口淡不渴；寒伤阳气，水湿下注，则腹泻清稀；寒凝气机，大肠传导失司，则腹胀便秘；寒邪阻遏，阳气不能外达，血行不畅，则恶寒肢冷，面白或青。舌苔白润、脉弦紧或沉紧为阴寒内盛、凝阻气机之象。

本证多有寒冷刺激的诱因，以胃脘、腹部冷痛，痛势急剧等为辨证的主要依据。

**1. 腹痛**

（1）饮食积滞

腹痛是指胃脘以下、耻骨毛际以上部位发生疼痛为主症的病证。

腹痛是临床上极为常见的一个症状，各科以腹痛为主要表现者均可参照本节内容辨证施治。

《中医内科学》分为寒邪内阻、湿热壅滞、饮食积滞、肝郁气滞、瘀血内停和中虚脏寒等证。

《中医儿科学》分为腹部中寒、乳食积滞、胃肠结热、脾胃虚寒和气滞血瘀证。

【临床表现】脘腹胀满，疼痛拒按，嗳腐吞酸，恶食呕恶，痛而欲泻，泻后痛减，或大便秘结。舌苔厚腻，脉滑。

【证机概要】食滞内停，运化失司，胃肠不和。

【治法】消食导滞，理气止痛。

【方药】枳实导滞丸加减。

本方消积导滞，清热祛湿，适用于嗳腐吞酸、恶食呕恶、腹痛胀满之证。

方中大黄、枳实、神曲消食导滞；黄芩、黄连、泽泻清热化湿；白术、茯苓健脾助运。

若腹痛胀满者，加厚朴、木香行气消胀；兼大便自利、恶心呕吐者，去大黄，加陈皮、半夏、苍术理气燥湿，降逆止呕；如食滞不重、腹痛较轻者，用保和丸。

《中医儿科学》中的乳食积滞用消食导滞、行气止痛法。方用香砂平胃散加减。方中苍术、陈皮、厚朴、砂仁、香附、枳壳理气行滞；山楂、神曲、麦芽消食化积；白芍、甘草调中和营。

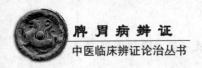

腹胀明显、大便不通者，加槟榔、莱菔子消积除胀；兼感寒邪者，加藿香、干姜温中散寒；食积蕴郁化热者，加生大黄、黄连清热通腑，荡涤肠胃之积热。

（2）寒邪内阻

【临床表现】腹痛拘急，遇寒痛甚，得温痛减，口淡不渴，形寒肢冷，小便清长，大便清稀或秘结。舌质淡，苔白腻，脉沉紧。

【证机概要】寒邪凝滞，中阳被遏，脉络闭阻。

【治法】散寒温里，理气止痛。

【方药】良附丸合正气天香散加减。

良附丸温里散寒，正气天香散理气温中。两者合用，共奏散寒止痛之效，适用于治疗寒邪阻遏中阳、腹痛拘急、得热痛减的证候。

方中高良姜、干姜、紫苏温中散寒；乌药、香附、陈皮理气止痛。

如寒重，痛势剧烈，手足逆冷，脉沉细者，可加入附子、肉桂辛热通阳，散寒止痛；若少腹拘急冷痛，属肝经寒凝气滞者，可加吴茱萸、小茴香、沉香以暖肝散寒；腹中冷痛，兼见便秘，加附子、大黄以温通腑气；若夏日感受寒湿，伴见恶心呕吐、胸闷、纳呆、身重、倦怠、舌苔白腻者，可酌加藿香、苍术、厚朴、豆蔻仁、半夏，以温中散寒，化湿运脾。

《中医儿科学》中的腹部中寒，治用温中散寒，理气止痛。药用养脏汤加减。方中木香、丁香、香附芳香散寒，调理气机；当归、川芎温通血脉；肉桂温中散寒，使寒邪得温消散，气血畅行，阳气敷布，脏腑获得温养，腹痛可得缓解。

腹胀，加砂仁、枳壳理气消胀；恶心呕吐，加法半夏、藿香和胃止呕；兼泄泻，加炮姜、煨肉豆蔻温中止泻；抽掣阵痛，加小茴香、延胡索温中活血止痛。

（3）瘀血内停

【临床表现】腹痛较剧，痛如针刺，痛处固定，经久不愈。舌质紫黯，脉细涩。

【证机概要】瘀血内停，气机阻滞，脉络不通。

【治法】活血化瘀，和络止痛。

【方药】少腹逐瘀汤加减。

本方活血祛瘀，理气止痛，用于腹痛如针刺、痛有定处的血瘀证。

方中桃仁、红花、牛膝祛瘀活血；当归、川芎、赤芍、甘草养血和营；延胡索、蒲黄、五灵脂化瘀止痛；香附、乌药、青皮行气活血。

若腹部术后作痛，可加泽兰、没药、三七；瘀血日久发热，可加丹参、丹皮、王不留行；若兼有寒象，腹痛喜温，可加小茴香、干姜、肉桂温经止痛；若下焦蓄血，大便色黑，可用桃核承气汤。

（4）中虚脏寒

【临床表现】腹痛绵绵，时作时止，喜温喜按，形寒肢冷，神疲乏力，气短懒言，胃纳不佳，面色无华，大便溏薄。舌质淡，苔薄白，脉沉细。

【证机概要】中阳不振，气血不足，失于温养。

【治法】温中补虚，缓急止痛。

【方药】小建中汤加减。

本方温中补虚，缓急止痛，用于形寒肢冷、喜温喜按、腹部隐痛之证。

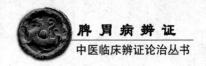

方中桂枝、干姜、附子温阳散寒；芍药、炙甘草缓急止痛；饴糖、大枣甘温补中；党参、白术益气补中。

若腹中大寒、呕吐肢冷，可用大建中汤温中散寒；若腹痛下利、脉微肢冷、脾肾阳虚者，可用附子理中汤；若大肠虚寒、积冷便秘者，可用温脾汤；若中气大虚、少气懒言，可用补中益气汤，还可辨证选用当归四逆汤、黄芪建中汤等。若腹中攻痛不止，可加吴茱萸、乌药、川椒温里止痛；如胃气虚寒、脐中冷痛、连及少腹，宜加胡芦巴、荜澄茄温肾散寒止痛；如气血虚弱、腹中拘急冷痛、困倦短气、纳少、自汗者，当酌加当归、黄芪调补气血。

### 2. 泄泻（食滞胃肠）

泄泻是以排便次数增多、粪质稀溏或完谷不化，甚至泻出如水样为主症的病证。

本病可见于多种疾病，凡属消化器官发生功能或器质性病变导致的腹泻，或其他脏器病变影响消化吸收功能以泄泻为主症者，均可参照本节进行辨证论治。

《中医内科学》分为暴泻（寒湿内盛、湿热伤中、食滞胃肠）和久泻（脾胃虚弱、肾阳虚衰、肝气乘脾）。

《中医儿科学》分为常证（湿热泻、风寒泻、伤食泻、脾虚泻、脾肾阳虚泻）和变证（气阴两伤、阴竭阳脱）。

【临床表现】腹痛肠鸣，泻下粪便臭如败卵，泻后痛减，脘腹胀满，嗳腐酸臭，不思饮食。舌苔垢浊或厚腻，脉滑。

【证机概要】宿食内停，阻滞肠胃，传化失司。

【治法】消食导滞。

【方药】保和丸加减。

本方消积和胃，清热利湿，用于食滞内停致泻下大便臭如败卵、腹胀嗳腐之症。

方中神曲、山楂、莱菔子消食和胃；半夏、陈皮和胃降逆；茯苓健脾祛湿；连翘解郁清热；可加谷芽、麦芽增强消食功效。

若食积较重，脘腹胀满，可因势利导，根据"通因通用"的原则，用枳实导滞丸，用大黄、枳实推荡积滞，使邪去则正自安；食积化热，可加黄连清热燥湿止泻；兼脾虚，可加白术、白扁豆健脾祛湿。

《中医儿科学》的伤食泻也用保和丸加减。方中焦山楂、焦神曲、鸡内金消食化积导滞；陈皮、半夏理气降逆；茯苓健脾渗湿；连翘清解郁热。

腹痛，加木香、槟榔理气止痛；腹胀，加厚朴、莱菔子消积除胀；呕吐，加藿香、生姜和胃止呕。

### 3. 痰饮（饮留胃肠）

痰饮是指体内水液输布、运化失常，停积于某些部位的一类病证。

"四饮"（痰饮、悬饮、溢饮、支饮）表现多端，与西医学中的慢性支气管炎、支气管哮喘、渗出性胸膜炎、慢性胃炎、心力衰竭、肾炎水肿等均有较密切联系。

《中医内科学》分痰饮、悬饮、溢饮、支饮，统称"四饮"。痰饮又分为脾阳虚弱和饮留胃肠两证。

【临床表现】心下坚满或痛，自利，利后反快，或水走肠间，沥沥有声，腹满，便秘，口舌干燥。舌苔腻，色白或黄，脉沉弦或浮。

【证机概要】水饮壅结，留于胃肠，郁久化热。

【治法】攻下逐饮。

【方药】甘遂半夏汤或己椒苈黄丸加减。

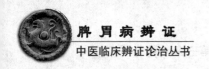

前方攻守兼施，因势利导，用于水饮在胃；后方苦辛宣泄，前后分消，用于水饮在肠、郁久化热之证。

方中甘遂、半夏逐饮降逆；白芍、蜂蜜酸甘缓中，以防伤正；甘草与甘遂相反相成，祛逐留饮；大黄、葶苈攻坚决壅，泻下逐水；防己、椒目辛宣苦泄，导水利尿。

饮邪上逆、胸满者加枳实、厚朴以泄满，但不能一时图快，攻逐太过，损伤正气。

### 4. 便秘（冷秘，寒凝胃肠）

便秘是指粪便在肠内滞留过久，秘结不通，排便周期延长；或周期不长，但粪质干结，排出艰难；或粪质不硬，虽有便意，但便不畅的病证。

本节所论便秘包括西医学的功能性便秘，肠道激惹综合征、肠炎恢复期肠蠕动减弱引起的便秘，直肠及肛门疾患引起的便秘，药物性便秘，内分泌及代谢性疾病的便秘，以及肌力减退所致的排便困难等，凡以便秘为主症者，均可参照本节内容辨治，并结合辨病处理。

《中医内科学》将便秘分为实秘（热秘、气秘、冷秘）和虚秘（气虚秘、血虚秘、阴虚秘、阳虚秘）。

【临床表现】大便艰难，腹痛拘急，胀满拒按，胁下偏痛，手足不温，呃逆呕吐。舌苔白腻，脉弦紧。

【证机概要】阴寒内盛，凝滞胃肠。

【治法】温里散寒，通便止痛。

【方药】温脾汤合半硫丸加减。

前方温中散寒，导滞通便，用于冷积便秘，腹痛喜温喜按者；后者温肾祛寒散结，用于老年虚冷便秘、怯寒、四肢不温者。

方中附子温里散寒；大黄荡涤积滞；党参、干姜、甘草温中益气；当归、苁蓉养精血，润肠燥；乌药理气。

若便秘腹痛，可加枳实、厚朴、木香助泻下之力；若腹部冷痛、手足不温，加高良姜、小茴香增散寒之功。

## 小　　结

食滞胃肠证是指饮食停积胃肠，以脘腹痞胀疼痛、呕泻酸馊腐臭等为主要表现的证候。寒滞胃肠证是指寒邪侵袭胃肠，阻滞气机，以胃脘、腹部冷痛，痛势急剧等为主要表现的实寒证候，又称中焦实寒证。其他瘀血与痰饮也可影响胃肠功能，而出现胃肠道的病证。

### （一）食滞胃肠与寒滞胃肠涉及的病证

本节涉及的病证有饮食积滞、寒邪内阻、瘀血内停和中虚脏寒的腹痛，食滞胃肠的泄泻，饮留胃肠的痰饮和寒凝胃肠的便秘（冷秘）。

在《中医诊断学》还有胃肠气滞证，是指胃肠气机阻滞，以脘腹胀痛走窜、嗳气、肠鸣、矢气等为主要表现的证候，多因情志不遂、外邪内侵、病理产物或病邪停滞，导致胃肠气机阻滞而成，多在"肝郁气滞"节内。

### （二）临床表现

#### 1. 主症

病证名称即是其主症，由于证型不同可有不同表现。如腹痛：饮食积滞则脘腹胀满，疼痛拒按；寒邪内阻则遇寒痛甚，得温痛减；瘀血内停其痛如针刺；中虚脏寒表现为腹痛绵绵，时作时止，喜温喜按。食滞肠胃的泄泻，表现为泻下粪便臭如败卵，泻后痛减。寒凝胃肠的便秘（冷秘），除大便难外，尚

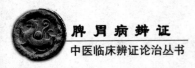

有腹痛拘急、胀满拒按。饮留胃肠的痰饮表现为心下坚满或痛，自利，利后反快，或水走肠间，沥沥有声，腹满。

**2. 兼症**

根据其证型，其表现为腹痛，饮食积滞则嗳腐吞酸，恶食呕恶，痛而欲泻，泻后痛减，或大便秘结；寒邪内阻则口淡不渴，形寒肢冷，小便清长，大便清稀或秘结；瘀血内停则痛处固定，经久不愈；中虚脏寒则形寒肢冷，神疲乏力，气短懒言，胃纳不佳，面色无华，大便溏薄；寒凝胃肠的便秘，胁下偏痛，手足不温，呃逆呕吐；饮留胃肠的痰饮伴脘腹胀满、嗳腐酸臭、不思饮食等。

### （三）舌象与脉象

**1. 舌象**

食积、寒邪则舌苔厚腻，色白或黄。泄泻还可见舌苔垢浊，瘀血则舌质紫黯。

**2. 脉象**

食积、寒邪其脉滑或弦紧；瘀血内停其脉细涩；中虚脏寒可见沉细；饮留胃肠的痰饮脉可沉弦或伏。

### （四）代表方

**1. 枳实导滞丸**

此方为消食剂中的消食化滞方。

功用：消导化积。

主治：湿热食积证。本节用于饮食积滞的腹痛。

**2. 良附丸合正气天香散**

功用：良附丸温里散寒，正气天香散理气温中，两者合用，散寒止痛。

主治：本节用于寒邪内阻的腹痛。

**3. 少腹逐瘀汤**

功用：活血化瘀，和络止痛。

主治：本节用于瘀血内停之腹痛。

**4. 小建中汤**

功用：温中补虚，缓急止痛。

主治：本节用于中虚脏寒之腹痛。

**5. 其他**

食滞胃肠的泄泻选消食导滞的保和丸。饮留胃肠的痰饮，选用攻下逐饮的甘遂半夏汤或己椒苈黄丸，前方攻守兼施，因势利导，用于水饮在胃；后方苦辛宣泄，前后分消，用于水饮在肠、郁久化热之证。寒凝胃肠的便秘（冷秘），选用温里散寒、通便止痛的温脾汤合半硫丸。前方温中散寒，导滞通便，用于冷积便秘，腹痛喜温喜按者；后者温肾祛寒散结，用于老年虚冷便秘、怯寒、四肢不温者。若便秘腹痛，可加枳实、厚朴、木香助泻下之力；若腹部冷痛，手足不温，加高良姜、小茴香增散寒之功。

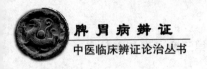

# 第四章 脾胃病

## 第一节 脾胃阳虚证、脾胃气虚证
## 与脾胃虚寒证

**1. 呕吐**

呕吐是指胃失和降，气逆于上，迫使胃中之物从口中吐出的一种病证。

根据本病的临床表现，呕吐可以出现于西医学的多种疾病之中。当以呕吐为主要表现时亦可参考本节辨证论治，同时结合辨病处理。

《中医内科学》分为实证（外邪犯胃、食滞内停、痰饮内阻、肝气犯胃）和虚证（脾胃气虚、脾胃阳虚、胃阴不足）。

《中医儿科学》分为乳食积滞、胃热气逆、脾胃虚寒和肝气犯胃证。

（1）脾胃气虚

【临床表现】食欲不振，食入难化，恶心呕吐，脘腹痞闷，大便不畅。舌苔白滑，脉象虚弦。

【证机概要】脾胃气虚，纳运无力，胃虚气逆。

【治法】健脾益气，和胃降逆。

【方药】香砂六君子汤加减。

该方健脾益气，祛痰和胃止呕，用于食欲不振、面色委黄、恶心呕吐、舌苔薄白腻者。

方中党参、茯苓、白术、甘草健脾益气；半夏祛痰降逆，和胃止呕；陈皮、木香、砂仁理气降逆。

若呕吐频作，嗳气脘痞，可酌加旋覆花、代赭石以镇逆止呕；若呕吐清水较多，脘冷肢凉者，可加附子、肉桂、吴茱萸以温中降逆止呕。

（2）脾胃阳虚

【临床表现】饮食稍多即吐，时作时止，面色㿠白，倦怠乏力，喜暖恶寒，四肢不温，口干而不欲饮，大便溏薄。舌质淡，脉濡弱。

【证机概要】脾胃虚寒，失于温煦，运化失职。

【治法】温中健脾，和胃降逆。

【方药】理中汤加减。

该方健脾和胃，甘温降逆，用于脾胃虚寒而呕吐，症见面色㿠白、倦怠乏力、四肢不温等症。

方中人参、白术健脾和胃；干姜、甘草甘温和中。

若呕吐甚者，加砂仁、半夏等理气降逆止呕；若呕吐清水不止，可加吴茱萸、生姜以温中降逆止呕；若久呕不止，呕吐之物完谷不化，汗出肢冷，腰膝酸软，舌质淡胖，脉沉细，可加制附子、肉桂等温补脾肾之阳。

《中医急诊学》中暴吐的虚证用温中祛寒、和胃降逆法。选用附子理中丸。

《中医儿科学》中脾胃虚寒的呕吐用温中散寒、和胃降逆法，选用丁萸理中汤加减。

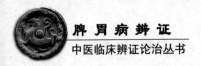

## 2. 厌食（脾胃气虚）

厌食是小儿时期的一种常见病证，临床以较长时期厌恶进食、食量减少为特征。

《中医儿科学》分为脾失健运、脾胃气虚和脾胃阴虚证。

【临床表现】病程日久，不思进食，食而不化，大便偏稀夹不消化食物，面色少华，形体偏瘦，肢倦乏力。舌质淡，苔薄白，脉缓无力。

【证机概要】脾胃素虚，或迁延失治，损伤脾胃。

【治法】健脾益气，佐以助运。

【方药】异功散加味。

方中党参、白术、茯苓、甘草健脾益气；陈皮、佩兰、砂仁醒脾助运；神曲、鸡内金消食助运。

苔腻、便稀者，去白术，加苍术、薏苡仁燥湿健脾；大便溏薄，加炮姜、肉豆蔻温运脾阳；饮食不化，加焦山楂、炒谷芽、炒麦芽消食助运；汗多易感，加黄芪、防风益气固表；情志抑郁，加柴胡、佛手解郁疏肝。

## 3. 呃逆（脾胃阳虚）

呃逆是指胃气上逆动膈，以气逆上冲、喉间呃声连连、声短而频、难以自制为主要表现的病证。呃逆相当于西医学的单纯性膈肌痉挛，其他疾病的膈肌痉挛之呃逆均可参考本节辨证论治。

《中医内科学》分为胃中寒冷、胃火上逆、气机郁滞、脾胃阳虚和胃阴不足等证。

【临床表现】呃声低长无力，气不得续，泛吐清水，脘腹不舒，喜温喜按，面色㿠白，手足不温，食少乏力，大便溏薄。舌质淡，苔薄白，脉细弱。

【证机概要】中阳不足，胃失和降，虚气上逆。

【治法】温补脾胃止呃。

【方药】理中汤加减。

本方温中健脾，降逆止呃，适用于呃声无力、喜温喜按、手足不温之呃逆。

方中人参、白术、甘草甘温益气；干姜温中散寒；吴茱萸、丁香、柿蒂温胃平呃。

若嗳腐吞酸、夹有食滞者，可加焦神曲、炒麦芽消食导滞；若脘腹胀满、脾虚气滞者，可加法半夏、陈皮理气化浊；若呃声难续、气短乏力、中气大亏者，可加黄芪、党参补中益气；若病久及肾、肾阳亏虚、形寒肢冷、腰膝酸软、呃声难续者，为肾失摄纳，可加肉桂、紫石英、补骨脂、山萸肉、刀豆子补肾纳气。

**4. 腹痛（脾胃虚寒）**

腹痛是指胃脘以下、耻骨毛际以上部位发生疼痛为主症的病证。腹痛是临床上常见的一个症状，西医学以腹痛为主要表现者均可参照本节内容辨证论治。

《中医内科学》分为寒邪内阻、湿热壅滞、饮食积滞、肝郁气滞、瘀血内停和中虚脏寒等证。

《中医儿科学》分为腹部中寒、乳食积滞、胃肠结热、脾胃虚寒和气滞血瘀证。

【临床表现】腹痛绵绵，时作时止，喜温喜按，形寒肢冷，神疲乏力，气短懒言，胃纳不佳，面色无华，大便溏薄。舌质淡，苔薄白，脉沉细。

【证机概要】中阳不振，气血不足，失于温养。

【治法】温中补虚，缓急止痛。

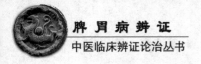

【方药】小建中汤加减。

本方温中补虚，缓急止痛，用于治疗形寒肢冷、喜温喜按、腹部隐痛之证。

方中桂枝、干姜、附子温阳散寒；芍药、炙甘草缓急止痛；饴糖、大枣甘温补中；党参、白术益气补中。

若腹中大寒，呕吐肢冷，可用大建中汤温中散寒；若腹痛下利，脉微肢冷，脾肾阳虚者，可用附子理中汤；若大肠虚寒、积冷便秘者，可用温脾汤；若中气大虚、少气懒言，可用补中益气汤，还可辨证选用当归四逆汤、黄芪建中汤等。若腹中攻痛不止，可加吴茱萸、乌药、川椒温里止痛；如胃气虚寒，脐中冷痛，连及少腹，宜加胡芦巴、荜澄茄温肾散寒止痛；如血气虚弱，腹中拘急冷痛，困倦短气，纳少自汗者，当酌加当归、黄芪调补气血。

《中医内科学》的中虚脏寒证亦用小建中汤。

### 5. 胃痛（脾胃虚寒）

胃痛又称胃脘痛，是以上腹胃脘部近心窝处疼痛为主症的病证。西医学中急性胃炎、慢性胃炎、胃溃疡、十二指肠溃疡、功能性消化不良、胃黏膜脱垂等病以上腹部疼痛为主要症状者，属于中医学胃痛范畴，均可参考本节进行辨证论治，必要时结合辨病处理。

《中医内科学》分为寒邪客胃、饮食伤胃、肝气犯胃、湿热中阻、瘀血停胃、胃阴亏耗和脾胃虚寒证。

【临床表现】胃痛隐隐，绵绵不休，喜温喜按，空腹痛甚，得食则缓，劳累或受凉后发作或加重，泛吐清水，神疲纳呆，四肢倦怠，手足不温，大便溏薄。舌淡，苔白，脉虚弱或迟缓。

【证机概要】脾胃虚寒，失于温养。

【治法】温中健脾，和胃止痛。

【方药】黄芪建中汤加减。

本方温中散寒，和胃止痛，适用于喜温喜按之胃脘隐痛。

方中黄芪补中益气；桂枝、生姜温脾散寒；芍药、炙甘草、饴糖、大枣缓急止痛。

泛吐清水较多，宜加干姜、制半夏、陈皮、茯苓以温胃化饮；泛酸，可去饴糖，加黄连、炒吴茱萸、乌贼骨、煅瓦楞子等以制酸和胃；胃脘冷痛，里寒较甚，呕吐肢冷，可加理中丸以温中散寒；若兼有形寒肢冷，腰膝酸软，可用附子理中汤温肾暖脾，和胃止痛；无泛吐清水、无手足不温者，可改用香砂六君子汤以健脾益气，和胃止痛。

### 6. 便血（脾胃虚寒）

便血系胃肠脉络受损，出现血液随大便而下，或大便呈柏油样为主要临床表现的病证。内科杂病的便血主要见于胃肠道的炎症、溃疡、肿瘤、息肉、憩室炎等。

《中医内科学》分为肠道湿热、气虚不摄和脾胃虚寒等证。

【临床表现】便血紫黯，甚则黑色，腹部隐痛，喜热饮，面色不华，神倦懒言，便溏。舌质淡，脉细。

【证机概要】中焦虚寒，统血无力，血溢胃肠。

【治法】健脾温中，养血止血。

【方药】黄土汤加减。

本方温阳健脾，养血止血，适用于脾阳不足的便血、吐血、四肢不温、面色萎黄、舌淡脉细者。

方中灶心土、炮姜温中止血；白术、附子、甘草温中健脾；地黄、阿胶养血止血；黄芩苦寒坚阴，起反佐作用；白

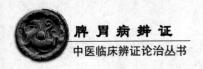

及、乌贼骨收敛止血；三七、花蕊石活血止血。

阳虚较甚、畏寒肢冷者，去黄芩、地黄之苦寒滋润，加鹿角霜、炮姜、艾叶等温阳止血。

轻症便血应注意休息，重症者则应卧床。可根据病情进食流质、半流质或无渣饮食。注意观察便血的颜色、性状及次数。若出现头昏、心慌、烦躁不安、面色苍白、脉细数等症状，常为大出血的征兆，应积极救治。

# 小　结

## （一）脾胃阳虚、脾胃气虚与脾胃虚寒涉及的病证

在脏腑辨证中，无脾胃阳虚、气虚与脾胃虚寒证。脾胃气虚涉及的病证有呕吐、厌食；脾胃阳虚涉及的病证有呕吐、呃逆；脾胃虚寒涉及的病证有腹痛、胃痛、便血等。

## （二）临床表现

### 1. 主症

其病证名称即是其主症。脾胃气虚与脾胃阳虚都有病程日久、食欲不振、声低长无力、食入难化等特点。脾胃虚寒的特点为疼痛隐隐、绵绵不休、喜温喜按、劳累或受凉后发作或加重等。

### 2. 兼症

多有脘腹不舒、胃纳不佳、面色㿠白或无华，倦怠乏力、神倦懒言等表现；脾胃虚寒证还有喜暖恶寒、手足不温、大便溏薄等表现。

## （三）舌象与脉象

### 1. 舌象

无论脾胃阳虚、气虚还是脾胃虚寒证，其舌象均为舌质

淡，苔白或薄白。

**2. 脉象**

脉细、细弱、沉细、脉缓；虚寒证可有虚弱或迟缓。

## （四）代表方

**1. 香砂六君子汤**

香砂六君子汤是四君子汤加木香、砂仁而成。四君子汤是补益剂中的补气方。

功用：益气健脾，祛痰和胃止呕。

主治：脾胃气虚证、痰阻气滞证。本节加旋覆花、代赭石等，用于脾胃气虚的呕吐。

**2. 异功散**

四君子汤加陈皮、生姜、大枣。

功用：益气健脾，行气化滞。

主治：脾胃气虚兼气滞证。本节用于脾胃气虚的厌食证，又加佩兰、砂仁、神曲、鸡内金等醒脾消食助运。

**3. 理中汤**

温里剂中的温中祛寒方。

功用：温中健脾，降逆止呕。

主治：脾胃虚寒证、脾虚失血证和脾胃虚寒所致的胸痹、小儿慢惊等。本节加吴茱萸、丁香、柿蒂等具温补脾胃止呃作用，用于脾胃阳虚的呃逆和呕吐。暴吐的虚证用附子理中丸，脾胃虚寒的呕吐用丁萸理中汤。

**4. 小建中汤**

温里剂中的温中祛寒方。

功用：温中补虚，缓急止痛。

主治：中焦虚寒，肝脾不和证。本节加干姜、附子、党

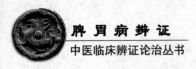
参、白术等，用于脾胃虚寒的腹痛，胃痛用黄芪建中汤。

### 5. 黄土汤

理血剂中的止血方。

功用：温阳健脾，养血止血。

主治：脾阳不足，脾不统血证。本节加白及、乌贼骨、三七、花蕊石等用于脾胃虚寒的便血证。阳虚较甚、畏寒肢冷者，去黄芩、地黄，加鹿角霜、炮姜、艾叶等。

# 第二节　脾胃虚弱证

### 1. 痞满（脾胃虚弱）

痞满是指以自觉心下痞塞、胸膈胀满、触之无形、按之柔软、压之无痛为主要症状的病证。根据痞满的临床表现，西医学的慢性胃炎（包括浅表性胃炎和萎缩性胃炎）、功能性消化不良、胃下垂等疾病，若以上腹胀满不舒为主症时可参照本节内容辨证论治。

《中医内科学》分为实痞和虚痞。实痞又分为饮食内停、痰湿中阻、湿热阻胃和肝胃不和证。虚痞分为脾胃虚弱和胃阴不足证。

【临床表现】脘腹满闷，时轻时重，喜温喜按，纳呆便溏，神疲乏力，少气懒言，语声低微。舌质淡，苔薄白，脉细弱。

【证机概要】脾胃虚弱，健运失职，升降失司。

【治法】补气健脾，升清降浊。

【方药】补中益气汤加减。

本方健脾益气，升清举阳，用于喜温喜按、少气乏力的胃脘胀满者。

方中黄芪、党参、白术、炙甘草益气健脾，鼓舞脾胃清阳之气；升麻、柴胡协同升清举阳；当归养血和营以助脾；陈皮理气消痞。

若胀闷较重，可加枳壳、木香、厚朴以理气运脾；四肢不温、阳虚明显者，可加制附子、干姜温胃助阳，或合理中丸以温胃健脾；纳呆厌食者，加砂仁、神曲等理气开胃；舌苔厚腻、湿浊内蕴者，加制半夏、茯苓，或改用香砂六君子汤加减以健脾祛湿，理气除胀。

## 2. 营养性缺铁性贫血（脾胃虚弱）

营养性缺铁性贫血是由于体内铁缺乏致使血红蛋白合成减少而引起的一种小细胞低色素性贫血。本病为儿科常见疾病，属于中医学"血虚"范畴。

《中医儿科学》分为脾胃虚弱、心脾两虚、肝肾阴虚和脾肾阳虚证。

【临床表现】长期纳食不振，神疲乏力，形体消瘦，面色苍黄，唇淡甲白，大便不调。舌淡苔白，脉细无力，指纹淡红。

【证机概要】脾胃虚弱，运化失健，生化无源，气血不足。

【治法】健脾益胃，益气养血。

【方药】六君子汤加减。

本方补气健脾，升清降浊。

方中党参、白术、茯苓健脾益气；黄芪、当归、大枣益气养血；陈皮、半夏、生姜健脾温中。

纳呆，加焦山楂、炒谷芽、鸡内金消食化积；便秘，加决

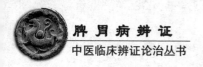

明子、柏子仁、火麻仁润肠通便；便溏食物不化，加干姜、吴茱萸、山药温中止泻；腹胀，加槟榔、木香行气导滞。若为钩虫病贫血，可先服贯众汤驱虫，虫去后再健脾养血。

**3. 泄泻（脾胃虚弱）**

泄泻是以排便次数增多、粪质稀溏或完谷不化，甚至泻出如水样为主症的病证。

本病可见于多种疾病，凡属消化器官发生功能或器质性病变导致的腹泻或其他脏器病变影响消化吸收功能以泄泻为主症者，均可参照本节进行辨证论治。

《中医内科学》分为暴泻（寒湿内盛、湿热伤中、食积肠胃）和久泻（脾胃虚弱、肾阳虚衰、肝气乘脾）。

【临床表现】大便时溏时泻，迁延反复，食少，食后脘闷不舒，稍进油腻食物则大便次数明显增加，面色萎黄，神疲倦怠。舌质淡，苔白，脉细弱。

【证机概要】脾虚失运，清浊不分。

【治法】健脾益气，化湿止泻。

【方药】参苓白术散加减。

本方补气健脾，渗湿和胃，用于脾虚神疲、倦怠纳少、大便稀溏者。

方中人参、白术、茯苓、甘草健脾益气；砂仁、陈皮、桔梗、白扁豆、山药、莲子肉、薏苡仁理气健脾化湿。

若脾阳虚衰，阴寒内盛，可用理中丸以温中散寒；若久泻不止，中气下陷，或兼有脱肛者，可用补中益气汤以健脾止泻，升阳举陷。

**4. 恶阻（脾胃虚弱）**

妊娠早期出现恶心呕吐，头晕倦怠，甚至食入即吐者，称为"恶阻"。西医学的妊娠呕吐可参照本病辨证论治。

《中医妇科学》将恶阻分为脾胃虚弱和肝胃不和证。

【临床表现】妊娠早期恶心呕吐不食，甚则食入即吐，口淡，呕吐清涎，头晕体倦，脘痞腹胀。舌淡，苔白，脉缓滑无力。

【证机概要】脾胃素虚，升降失常，孕后阴血下聚养胎，冲气上逆犯胃，胃失和降。

【治法】健脾和胃，降逆止呕。

【方药】香砂六君子汤。

本方补脾胃，降逆气，用于气虚肿胀，痰饮结聚，脾胃不和变生诸症者。

方中以四君健脾胃，和中气；砂仁、半夏醒脾和胃，降逆止呕；木香、陈皮理气和中；生姜温胃止呕。

若脾虚夹痰浊，症见胸闷泛恶，呕吐痰涎，舌淡苔厚腻，脉缓滑，加全瓜蒌、苏叶，橘红易陈皮，以宽胸理气、化痰止呕；若素有堕胎、小产、滑胎病史，或症见腰酸腹痛，或阴中下血者，宜去半夏，加杜仲、菟丝子、桑寄生等固肾安胎；若呕吐甚伤阴，症见口干便秘，去砂仁、茯苓、木香等温燥淡渗之品，加玉竹、麦冬、石斛、胡麻仁等养阴和胃。

**5. 痿证（脾胃虚弱）**

痿证是指肢体筋脉弛缓，软弱无力，不能随意运动，或伴有肌肉萎缩的一种病证。临床以下肢痿弱较为常见，亦称"痿躄"。

根据本病的临床表现，西医学中的多发性神经炎、运动神经元疾病、脊髓病变、重症肌无力、周期性麻痹等表现为肢体痿软无力，不能随意运动者均可参照本节辨证论治。

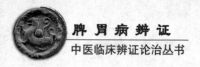

《中医内科学》分为肺热津伤、湿热浸淫、脾胃虚弱、肝肾亏损和脉络瘀阻证。

【临床表现】起病缓慢，肢体软弱无力逐渐加重，神疲肢倦，肌肉萎缩，少气懒言，纳呆便溏，面色㿠白或萎黄无华。舌淡，苔薄白，脉细弱。

【证机概要】脾虚不健，生化乏源，气血亏虚，筋脉失养。

【治法】补中益气，健脾升清。

【方药】参苓白术散合补中益气汤加减。

参苓白术散健脾益气利湿，用于脾胃虚弱、健运失常、水湿内盛者；补中益气汤健脾益气养血，用于脾胃虚弱、中气不足、气血亏虚者。

方中人参、白术、山药、白扁豆、莲肉、甘草、大枣补脾益气；黄芪、当归益气养血；薏苡仁、茯苓、砂仁、陈皮健脾理气化湿；升麻、柴胡升举清阳；神曲消食行滞。

脾胃虚者，易兼夹食积不运，当健脾助运，导其食滞，酌佐炒谷芽、炒麦芽、焦山楂、焦神曲；气血虚甚者，重用黄芪、党参、当归，加阿胶；气血不足兼有血瘀，唇舌紫黯、脉兼涩象者，加丹参、川芎、川牛膝；肥人痰多或脾虚湿盛，可用六君子汤加减。

### 6. 高风内障（脾胃虚弱）

高风内障是以夜盲和视野逐渐缩窄为特征的眼病。本病多从青少年时期开始发病，均为双眼罹患。本病相当于西医学的原发性视网膜色素变性。

《中医眼科学》分为肾阳不足、肝肾阴虚和脾胃虚弱证。

【临床表现】夜盲，视野进行性缩窄。

眼部检查：初发时眼外观无异常，眼底早期可见赤道部视网膜色素稍紊乱，随之在赤道部视网膜血管旁出现骨细胞样色素沉着；随着病情发展，色素沉着逐渐增多，伴向后极部和锯齿缘方向进展。晚期眼底可见视盘呈蜡黄色萎缩，血管变细，视网膜呈青灰色，黄斑变暗。有的无骨细胞样色素沉着，仅见视网膜和色素上皮萎缩，或在视网膜深层出现白点。可查见晶状体后囊下浑浊的并发性白内障。兼见面色无华，神疲乏力，食少纳呆。舌质淡，苔白，脉弱。

【证机概要】病程日久，脾胃虚弱，气血生化乏源，目失濡养。

【治法】健脾益气。

【方药】参苓白术散加减。

方中可加川芎、丹参、三七、鸡血藤等以助通络活血之功。

### 7. 流泪症（脾胃虚弱，气血不足）

流泪症是指泪液不循常道而溢出睑弦的眼病。流泪症相当于西医学的溢泪，多因泪道阻塞、狭窄等引起。

《中医眼科学》分为肝血不足，复感风邪；（脾胃虚弱）气血不足，收摄失司；肝肾两虚，约束无权证。

【临床表现】无时泪下，泪液清冷稀薄，不耐久视，面色无华，神疲乏力，心悸健忘。舌淡，苔薄，脉细弱。

【证机概要】脾胃虚弱，生化乏源，气血不足不能收泪。

【治法】益气养血，收摄止泪。

【方药】八珍汤加减。

如迎风泪多者，加防风、白芷、菊花以祛风止泪；若遇寒泪多、畏寒肢冷者，酌加细辛、桂枝、巴戟天以温阳散寒

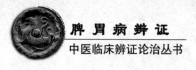

摄泪。

### 8. 弱视（脾胃虚弱）

弱视为西医学病名，是指视觉发育期间，由于各种原因使视觉细胞的有效刺激不足，从而造成单眼或双眼视力发育障碍的眼病。

《中医眼科学》分为禀赋不足和脾胃虚弱证。

【临床表现】视物不清，或眼睑下垂；或兼见小儿偏食，面色萎黄无华，消瘦，神疲乏力，食欲不振，食后脘腹胀满，便溏。舌淡嫩，苔薄白，脉缓弱。

【证机概要】脾胃虚弱，气血生化乏源，目不得养。

【治法】补气健脾，渗湿和胃。

【方药】参苓白术散。

本方健脾补气，和胃渗湿，用于脾胃虚弱、饮食不化、或吐或泻、形体虚羸等症。

兼食滞者，可选加焦山楂、炒麦芽、焦神曲、炒谷芽、鸡内金。

### 9. 喉痹（脾胃虚弱，咽喉失养）

喉痹是指以咽痛或异物感不适，咽部红肿，或喉底有颗粒状凸起为主要特征的咽部疾病。西医学的咽炎及某些全身性疾病在咽部的表现可参考本病进行辨证论治。

《中医耳鼻咽喉科学》分为外邪侵袭，上犯咽喉；肺胃热盛，上攻咽喉；肺肾阴虚，虚火上炎；脾胃虚弱，咽喉失养；脾肾阳虚，咽失温煦；痰凝血瘀，结聚咽喉诸证。

【临床表现】咽喉哽咽不利或痰黏着感，咽燥微痛，口干而不欲饮或喜热饮，易恶心，或时有呃逆反酸，若受凉、疲倦、多言则症状加重。平素倦怠乏力，少气懒言，胃纳欠佳，或腹胀，大便不调。舌质淡红边有齿印，苔薄白，脉细弱。

检查见咽黏膜淡红或微肿，喉底颗粒较多，可呈扁平或融合，或有少许分泌物附着。

【证机概要】脾胃虚弱，运化失职，咽喉失养。

【治法】益气健脾，升清利咽。

【方药】补中益气汤加减。

本方补中益气，用于疮疡元气亏损、肢体倦怠、饮食少思、内痔脱垂和脱肛。

若咽部脉络充血、咽黏膜肥厚者，可加丹参、川芎、郁金以活血行气；痰黏者，可加贝母、香附、枳壳以理气化痰，散结利咽；咽干较甚、苔干少津者，可加玄参、麦冬、沙参、百合等利咽生津；易恶心、呃逆者，可加法半夏、厚朴、佛手等和胃降逆；若纳差、腹胀便溏、苔腻者，可加砂仁、藿香、茯苓、生薏苡仁等健脾利湿。

### 10. 乳蛾（脾胃虚弱，喉核失养）

乳蛾是指以咽痛或异物感不适，喉核红肿，表面或有黄白脓点为主要特征的咽部疾病。西医学的扁桃体炎可参考本病进行辨证论治。

《中医耳鼻咽喉科学》将乳蛾分为风热外袭，肺经有热；邪热传里，肺胃热盛；肺肾阴虚，虚火上炎；脾胃虚弱，喉核失养；痰瘀互结，凝聚喉核诸证。

【临床表现】咽干痒不适，异物梗阻感，咳嗽痰白，胸脘痞闷，易恶心呕吐，口淡不渴，大便不实。舌质淡，苔白腻，脉缓弱。检查见喉核淡红或淡暗、肥大，溢脓白黏。

【证机概要】脾胃虚弱，脾虚湿困，喉核失养。

【治法】健脾和胃，祛湿利咽。

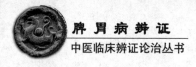

【方药】六君子汤加减。

本方健脾胃，除痰湿。

湿邪重者，加厚朴、枳壳宣畅气机，祛湿利咽；若喉核肿大不消，加浙贝母、生牡蛎。

### 11. 疖（体虚毒恋，脾胃虚弱）

疖是指发生在肌肤浅表部位、范围较小的急性化脓性疾病。相当于西医学的疖、头皮穿凿性脓肿等。

《中医外科学》分为热毒蕴结证；暑热浸淫证；体虚毒恋，阴虚内热证；体虚毒恋，脾胃虚弱证。

【临床表现】疖肿泛发全身各处，成脓、收口时间均较长，脓水稀薄；常伴面色萎黄，神疲乏力，纳少便溏。舌质淡或边有齿痕，苔薄，脉濡。

【证机概要】脾胃虚弱，体虚毒恋。

【治法】健脾和胃，清热化湿。

【方药】五神汤合参苓白术散加减。

前方清热利湿，用于委中毒、附骨疽等症。后方健脾补气，和胃渗湿，用于脾胃虚弱、饮食不化、或吐或泻、形体虚羸等症。两方合用，既清湿热，又补脾胃，用于脾胃虚弱、湿热留恋的疖病。

### 12. 息肉痔（脾胃虚弱）

息肉痔是指直肠内黏膜上的赘生物，是一种常见的直肠良性肿瘤。

《中医外科学》分为胃肠湿热和脾胃虚弱证。

【临床表现】腹痛绵绵，大便稀薄，常伴有泡沫和黏液，息肉脱出不易还纳，面色萎黄，纳差，消瘦。舌淡，苔薄白，脉弱。

【证机概要】脾胃虚弱，中气不足。

【治法】补脾健胃。

【方药】参苓白术散加减。

参苓白术散健脾补气，和胃渗湿。用于脾胃虚弱、饮食不化、或吐或泻、形体虚羸等症。

### 13. 鼻咽癌（脾胃失调）

鼻咽癌是指发生于鼻咽部的癌肿。本节讨论放疗、化疗配合中医辨证治疗脾胃失调证。

放射治疗或化学药物治疗鼻咽癌，可以有效地杀灭或抑制癌细胞，但往往伴随着不同程度的副反应，影响脏腑的功能。因此，配合中医辨证治疗，可以调整脏腑功能，缓解各种症状，增强患者体质，提高生活质量。

《中医耳鼻咽喉科学》分为气血凝结、痰浊结聚、火毒困结和正虚毒滞；放疗、化疗配合中医辨证治疗分为肺胃阴虚、气血亏损、脾胃失调和肾精亏损诸证。

【临床表现】形体消瘦，胃纳欠佳，厌食，恶心呕吐，或呕吐酸水，呃逆心烦，腹胀腹痛，胸脘痞满，大便溏。舌质淡，苔白厚，脉细弱。口咽或鼻咽黏膜淡红、微干，鼻咽部或见脓涕痂块附着。

【证机概要】放化疗后，脾胃功能失调。

【治法】健脾益气，和胃止呕。

【方药】香砂六君子汤加减。

可选加藿香、布渣叶、焦神曲、炒麦芽、焦山楂、鸡内金、竹茹等消食醒胃药，若脾虚较甚者，亦可选配黄芪、人参等。

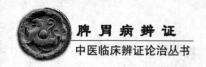

## 14. 艾滋病（脾胃虚弱）

艾滋病全称为获得性免疫缺陷综合征，是由人类免疫缺陷病毒（简称 HIV）所致的传染病。属于中医"疫病"、"虚劳"、"瘰疬"等范围。

《中医外科学》分为肺卫受邪证、肺肾阴虚证、脾胃虚弱证、脾肾亏虚证、气虚血瘀证和窍闭痰蒙证。

【临床表现】多见于以消化系统症状为主者。症见腹泻久治不愈，便质呈稀水样，少数夹有脓血和黏液，里急后重不明显，可有腹痛；兼见发热，消瘦，全身乏力，食欲不振，恶心呕吐，吞咽困难，或腹胀肠鸣，口腔内生鹅口疮。舌质淡有齿痕，苔白腻，脉濡细。

【证机概要】疫邪内侵，脾胃损伤。

【治法】扶正祛邪，培补脾胃。

【方药】补中益气汤合参苓白术散。

酌加土茯苓、田基黄、猫爪草等。

## 15. 乳岩（脾虚胃弱）

乳岩是指乳房部的恶性肿瘤。相当于西医学的乳腺癌。

《中医外科学》分为肝郁痰凝、冲任失调、正虚毒炽、气血两亏和脾虚胃弱证。

【临床表现】手术或放、化疗后食欲不振，神疲肢软或肢肿，恶心欲吐。舌淡，苔薄，脉细弱。

【证机概要】手术或放、化疗致脾胃受损，功能失调。

【治法】健脾和胃。

【方药】参苓白术散。用于脾胃虚弱、饮食不化、或吐或泻、形体虚羸等症。或理中汤加减。

除以上常见几种类型外，还可见到放、化疗后胃阴虚，出现口腔糜烂、牙龈出血者，治宜滋阴养胃，方用益胃汤加减。

**16. 疳证**

疳证是由喂养不当或多种疾病影响，导致脾胃受损，气液耗伤而形成的一种慢性疾病。

《中医儿科学》分为常证（疳气、疳积、干疳）和兼症（眼疳、口疮、疳肿胀）。

（1）疳积（脾胃虚损）

【临床表现】形体明显消瘦，面色萎黄，肚腹膨胀，甚则青筋暴露，毛发稀疏结穗，精神烦躁，夜卧不宁，或见揉眉挖鼻，吮指磨牙，动作异常，食欲不振或善食易饥，或嗜食异物。舌淡苔腻，脉沉细而滑。

【证机概要】疳气发展致脾胃虚损，积滞内停，乃虚实夹杂之证。

【治法】消积理脾。

【方药】肥儿丸加减。

方中人参、白术、茯苓健脾益气；焦神曲、焦山楂、炒麦芽、鸡内金消食化滞；大腹皮、槟榔理气消积；黄连、胡黄连清心平肝，退热除烦；甘草调和诸药。

腹胀明显，加枳实、木香理气宽中；大便秘结，加火麻仁、郁李仁润肠通便；烦躁不安，揉眉挖鼻，加栀子、莲子心清热除烦，平肝抑木；多饮善饥，加石斛、天花粉滋阴养胃；恶心呕吐，加竹茹、半夏降逆止呕；胁下痞块，加丹参、郁金、山甲活血散结；大便下虫，加苦楝皮、雷丸、使君子、榧子杀虫消积。治疗过程中需注意，消积、驱虫药不可久用，应中病即止，积去、虫下后再调理脾胃。

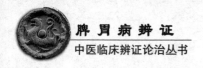

（2）干疳（脾胃虚衰）

【临床表现】形体极度消瘦，皮肤干瘪起皱，大肉已脱，皮包骨头，貌似老人，毛发干枯，面色㿠白，精神萎靡，啼哭无力，腹凹如舟，不思饮食，大便稀溏或便秘。舌淡嫩，苔少，脉细弱。

【证机概要】脾胃虚衰，津液消亡，气血两败。

【治法】补益气血。

【方药】八珍汤加减。

方中党参、黄芪、白术、茯苓、甘草补脾益气；熟地、当归、白芍、川芎养血活血；陈皮、白扁豆、砂仁醒脾开胃。

四肢欠温、大便稀溏，去熟地、当归，加肉桂、炮姜温补脾肾；夜寐不安，加五味子、夜交藤宁心安神；舌红口干，加石斛、乌梅生津敛阴。若出现面色苍白、呼吸微弱、四肢厥冷、脉细欲绝者，应急施独参汤，或参附龙牡救逆汤以回阳救逆固脱，并配合西药抢救。

## 小　　结

《中医诊断学》的脏腑辨证中无"脾胃虚弱证"。脾的生理功能是主运化和统血。运化就是把饮食水谷转化成水谷精微和津液，并把它转送至全身。其运化食物功能减弱则出现腹胀、便溏、食欲不振、倦怠消瘦；运化水液功能减弱，必然导致水液在体内停聚而产生水、痰、饮等病理产物，甚至导致水肿。

胃的生理功能是受纳（接受和容纳）和腐熟（初步消化）水谷，以配合脾的运化功能。脾胃功能减弱可产生很多病证。

## （一）脾胃虚弱涉及的病证

脾胃虚弱涉及的病证有痞满、营养性缺铁性贫血、泄泻、恶阻、痿证、高风内障、流泪症、弱视、喉痹、乳蛾、疖、息肉痔、鼻咽癌、艾滋病、乳岩等，此外还有由脾胃虚损引起的疳证之疳积和由脾胃虚衰引起的疳证之干疳。

## （二）临床表现

### 1. 主症

中医的病证名称多以其症状命名，如痞满、泄泻、恶阻、流泪、痿证、弱视、息肉痔等，营养性缺铁性贫血虽是西医病名，贫血则是其表现特点。喉痹、乳蛾表现为咽喉不适、咽痛。高风内障表现为夜盲和视野逐渐缩窄。疖表现为疖肿泛发全身各处。

艾滋病表现复杂，脾胃虚弱多见于以消化系统症状为主。疳积表现为形体明显消瘦，面色萎黄，肚腹膨胀，甚则青筋暴露；干疳表现为形体极度消瘦，皮肤干瘪起皱，大肉已脱，皮包骨头，貌似老人。

### 2. 兼症

脘痞腹胀，食少纳呆，面色㿠白或委黄，神疲乏力，少气懒言，形体消瘦，语声低微，纳呆便溏或大便不调，也可伴厌食，恶心呕吐，呕吐酸水。疳证表现为毛发稀疏或毛发干枯，吮指磨牙，动作异常，食欲不振或善食易饥，或嗜食异物，啼哭无力，腹凹如舟，不思饮食等。

## （三）舌象与脉象

### 1. 舌象

舌质淡或淡嫩，舌苔白、薄、薄白，也有白腻，边有齿痕。

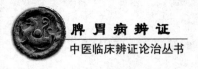

**2. 脉象**

多弱、细弱,也有缓弱、弱、濡细、沉细而滑等,小儿指纹淡红。

## (四) 代表方

在 17 个病证中,使用参苓白术散的 7 个 (包括合用),补中益气汤的 4 个,六君子汤、香砂六君子汤、八珍汤各 2 个,其他有肥儿丸、五神汤 (与参苓白术散合用)、理中汤 (与参苓白术散或用) 等。补中益气汤、参苓白术散、六君子汤、香砂六君子汤都是补益剂中的补气方。

**1. 参苓白术散**

功用:益气健脾,渗湿止泻。

主治:脾虚湿盛证。本节用于脾胃虚弱的泄泻、高风内障、弱视、息肉痔,合补中益气汤用于痿证、艾滋病。

现代应用:现代常用于慢性胃肠炎、贫血、慢性支气管炎、慢性肾炎,以及妇女带下等属脾虚湿盛者。

**2. 补中益气汤**

功用:补中益气,升阳举陷。

主治:脾虚气陷证与气虚发热证。本节用于脾胃虚弱的痞满、喉痹,合参苓白术散治疗痿证、艾滋病。

现代应用:现代常用于内脏下垂、久泻、久痢、脱肛、重症肌无力、乳糜尿、慢性肝炎等;妇科的子宫脱垂、妊娠及产后癃闭、胎动不安、月经过多;眼科的眼睑下垂、麻痹性斜视等属脾胃气虚或中气下陷者。

**3. 六君子汤**

与香砂六君子汤均为四君子汤的附方。

①四君子汤

功用：益气健脾。

主治：脾胃气虚证。

②六君子汤

四君子汤加陈皮、半夏。

功用：益气健脾，燥湿化痰。

主治：脾胃气虚兼痰湿证。本节用于脾胃虚弱的营养性缺铁性贫血和乳蛾。

**4. 香砂六君子汤**

六君子汤加砂仁、木香，再加生姜为丸。

功用：益气健脾，行气化痰。

主治：脾胃气虚，痰阻气滞证。本节用于脾胃虚弱之恶阻和鼻咽癌放化疗后。

**5. 八珍汤**

功用：补益气血。本节用于脾胃虚弱的流泪症和脾胃虚衰之疳证中的干疳。

**6. 其他**

肥儿丸可消积理脾，用于脾胃虚损的疳积。

各种病证在以上方剂的基础上均进行加减应用。

# 第三节　脾胃阴虚证与脾胃不和证

**1. 虚劳（脾胃阴虚）**

虚劳又称虚损，是以脏腑亏损、气血阴阳虚衰、久虚不复成劳为主要病机，以五脏虚证为主要临床表现的多种慢性虚弱证候的总称。

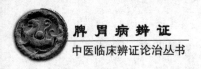
西医学中多个系统的多种慢性消耗性和功能衰退性疾病出现类似虚劳的临床表现时，均可参照本节辨证论治。

《中医内科学》分为气虚（肺气虚、心气虚、脾气虚、肾气虚）、血虚（心血虚、肝血虚）、阴虚（肺阴虚、心阴虚、脾胃阴虚、肝阴虚、肾阴虚）和阳虚（心阳虚、脾阳虚、肾阳虚）等证。

【临床表现】面颧红赤，唇红，低烧潮热，手足心热，虚烦不安，盗汗，口干唇燥，不思饮食，大便燥结，甚则干呕，呃逆，面色潮红。舌质光红少津，脉细数无力。

【证机概要】脾胃阴伤，失于濡养。

【治法】养阴和胃。

【方药】益胃汤加减。

本方养阴和胃，适用于脾胃阴虚之证。

方中沙参、麦冬、生地、玉竹滋阴养液；白芍、乌梅、甘草酸甘化阴；炒谷芽、鸡内金、玫瑰花醒脾健胃。

口干唇燥、津亏较甚者，加石斛、花粉滋养胃阴；不思饮食甚者，加炒麦芽、白扁豆、山药益胃健脾；呃逆，加刀豆、柿蒂、竹茹降逆止呃；大便干结，加蜂蜜润肠通便。

### 2. 厌食（脾胃阴虚）

厌食是小儿时期的一种常见病证，临床以较长时间厌恶进食、食量减少为特征。

《中医儿科学》分为脾失健运、脾胃气虚和脾胃阴虚证。

【临床表现】病程日久，不思进食，食少饮多，皮肤失润，大便偏干，小便短黄，甚或烦躁少寐，手足心热。舌红少津，苔少或花剥，脉细数。

【证机概要】温热病后或素体阴虚，或嗜食辛辣，损伤阴液。

【治法】滋脾养胃，佐以助运。

【方药】养胃增液汤加减。

方中沙参、麦冬、玉竹、石斛养胃育阴；乌梅、白芍、甘草酸甘化阴；焦山楂、炒麦芽开胃助运。

口渴烦躁者，加天花粉、芦根、胡黄连清热生津除烦；大便干结，加火麻仁、郁李仁、瓜蒌仁润肠通便；夜寐不宁、手足心热，加丹皮、莲子心、酸枣仁清热宁心安神；食少不化者，加炒谷芽、神曲生发胃气；兼脾气虚弱，加山药、太子参补益气阴。

### 3. 泄泻——伤食泻（脾胃不和）

泄泻是以大便次数增多、粪质稀薄或如水样为特征的一种小儿常见病。

《中医内科学》分为暴泻（寒湿内盛、湿热伤中、食滞肠胃）和久泻（脾胃虚弱、肾阳虚衰、肝气乘脾）。

《中医儿科学》分为常证（湿热泻、风寒泻、伤食泻、脾虚泻、脾肾阳虚泻）和变证（气阴两伤、阴竭阳脱）。

【临床表现】大便稀溏，夹有乳凝块或食物残渣，气味酸臭，或如败卵，脘腹胀满，便前腹痛，泻后痛减，腹痛拒按，嗳气酸馊，或有呕吐，不思乳食，夜卧不安。舌苔厚腻，或微黄，脉滑实，指纹滞。

【证机概要】乳食不节，损伤脾胃。

【治法】运脾和胃，消食化滞。

【方药】保和丸加减。

方中焦山楂、焦神曲、鸡内金消食化积导滞；陈皮、半夏理气降逆；茯苓健脾渗湿；连翘清解郁热。

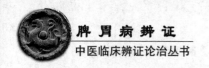

腹痛,加木香、槟榔理气止痛;腹胀,加厚朴、莱菔子消积除胀;呕吐,加藿香、生姜和胃止呕。

**4. 疳证——疳气(脾胃不和)**

疳证是由喂养不当或多种疾病影响,导致脾胃受损、气液耗伤而形成的一种慢性疾病。

《中医儿科学》将疳证分为常证(疳气、疳积、干疳)和兼症(眼疳、口疮、疳肿胀)。

【临床表现】形体略瘦,面色少华,毛发稀疏,不思饮食,精神欠佳,性急易怒,大便干稀不调。舌质略淡,苔薄微腻,脉细有力。

【证机概要】脾胃失和,纳化失健。

【治法】调脾健运。

【方药】资生健脾丸加减。

方中党参、白术、山药益气健脾;茯苓、薏苡仁、泽泻健脾渗湿;藿香、砂仁、白扁豆醒脾开胃;炒麦芽、焦神曲、焦山楂消食助运。

食欲不振、腹胀苔厚腻,去党参、白术,加苍术、鸡内金、厚朴运脾化湿,消积除胀;性情急躁、夜卧不宁,加钩藤、黄连抑木除烦;大便稀溏,加炮姜、肉豆蔻温运脾阳;大便秘结,加火麻仁、决明子润肠通便。

# 小　　结

## (一)脾胃阴虚与脾胃不和涉及的病证

在《中医诊断学》脏腑辨证的辨脏腑兼症中,无脾胃同病、兼病的记载。本节脾胃阴虚与脾胃不和涉及的病证有脾胃阴虚的虚劳、厌食,脾胃不和的泄泻之伤食泻和疳证之疳气。

（二）临床表现

**1. 主症**

虚劳主要表现为阴虚发热，如面颧红赤，唇红，低烧潮热，手足心热，虚烦不安，盗汗；厌食表现为日久不思进食，食少饮多；泄泻之伤食泻，除大便稀溏外，主要表现为夹有乳凝块或食物残渣，气味酸臭，或如败卵；疳证之疳气见形体略瘦，面色少华，毛发稀疏，不思饮食等。

**2. 兼症**

虚劳伴有口干唇燥、不思饮食、大便燥结、干呕、呃逆等。厌食伴烦躁少寐、手足心热等。伤食泻伴有脘腹胀满、便前腹痛、泻后痛减、腹痛拒按等表现。疳证之疳气伴性急易怒、大便干稀不调等。

（三）舌象与脉象

**1. 舌象**

阴虚则舌质光红少津，苔少或花剥；伤食泻见舌苔厚腻或微；疳气的舌象为舌质略淡，苔薄微腻。

**2. 脉象**

脾胃阴虚的脉象为细数无力；伤食泻的脉滑实，指纹滞；疳气的脉细而有力。

（四）代表方

虚劳选养阴和胃的益胃汤；厌食选滋脾养胃、佐以助运的养胃增液汤；伤食泻用运脾和胃、消食化滞的保和丸；疳气用调脾健运的资生健脾丸。

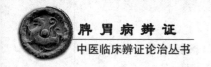

# 第四节　脾胃湿热证

## 1. 泄泻（脾胃湿热）

泄泻是以排便次数增多、粪质稀溏或完谷不化，甚至泻出如水样为主症的病证。

本病可见于多种疾病，凡属消化器官发生功能或器质性病变导致的腹泻，或其他脏器病变影响消化吸收功能以泄泻为主症者，均可参照本节进行辨证论治。

《中医内科学》分为暴泻（寒湿内盛、湿热伤中、食滞肠胃）和久泻（脾胃虚弱、肾阳虚衰、肝气乘脾）。

《中医儿科学》分为常证（湿热泻、风寒泻、伤食泻、脾虚泻、脾肾阳虚泻）和变证（气阴两伤、阴竭阳脱）。

《中医急诊学》将重症泄泻分为实证和虚证（伤阴、伤阳）。

【临床表现】泄泻腹痛，泻下急迫，或泻而不爽，粪色黄褐，气味臭秽，肛门灼热，烦热口渴，小便短黄。舌质红，苔黄腻，脉滑数或濡数。

【证机概要】湿热壅滞，损伤脾胃，传化失常。

【治法】清热利湿。

【方药】葛根芩连汤加减。

本方解表清里，升清止泻，常用于胃肠湿热，表邪未解，以泻下急迫、肛门灼热、口渴为主症者。

方中葛根解肌清热，煨用且能升清止泻；黄芩、黄连苦寒清热燥湿；木香理气化湿；甘草甘缓和中；车前草、苦参清热除湿，利水止泻。

若有发热、头痛、脉浮等表证，加用金银花、连翘、薄荷疏风清热；夹食滞者，加焦神曲、焦山楂、炒麦芽消食导滞；湿邪偏重者，加藿香、厚朴、茯苓、猪苓、泽泻健脾祛湿；在夏暑之间，症见发热头重，烦渴自汗，小便短赤，脉濡数，可用新加香薷饮合六一散表里同治。《中医急诊学》中重症泄泻的实证用葛根芩连汤。湿重于热者，可用藿香正气散加减；烦躁、呕吐，加玉枢丹。

**2. 肥胖（胃热滞脾）**

肥胖是由于多种原因导致体内膏脂堆积过多，体重异常增加，并伴有头晕乏力、神疲懒言、少动气短等症状的一类病证。

西医学的单纯性（体质性）肥胖、继发性肥胖可参照本节辨证论治。

《中医内科学》分为胃热滞脾、痰湿内盛、脾虚不运和脾肾阳虚证。

【临床表现】多食，消谷善饥，形体肥胖，脘腹胀满，面色红润，心烦头昏，口干口苦，胃脘灼痛，嘈杂，得食则缓。舌红苔黄腻，脉弦滑。

【证机概要】胃热脾湿，精微不化，膏脂瘀积。

【治法】清胃泻火，佐以消导。

【方药】小承气汤合保和丸加减。

前方通腑泄热，行气散结，用于胃肠有积热、热邪伤津而见肠中有燥屎者；后方重在消食导滞，用于食积于胃而见胃气不和者。

方中大黄泄热通便；连翘、黄连清胃泻火；枳实、厚朴行气散结；山楂、神曲、莱菔子消食导滞；陈皮、半夏理气化痰

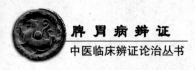
和胃；茯苓健脾利湿。

肝胃郁热，症见胸胁苦满、烦躁易怒、口苦舌燥、腹胀纳呆、月经不调、脉弦，可加柴胡、黄芩、栀子；肝火致便秘者，加更衣丸；食积化热，形成湿热，内阻肠胃，而致脘腹胀满、大便秘结、或泄泻、小便短赤、苔黄腻、脉沉有力，可用枳实导滞丸或木香槟榔丸；湿热郁于肝胆，可用龙胆泻肝汤；风火积滞壅积肠胃、表里俱实者，可用防风通圣散。

### 3. 汗证（湿热迫蒸）

汗证是指小儿在安静状态下、正常环境中全身或局部出汗过多，甚则大汗淋漓的一种病证。多发生于 5 岁以内的小儿。小儿汗证多属西医学的植物神经功能紊乱。

《中医儿科学》分为肺卫不固、营卫失调、气阴亏虚和湿热迫蒸证。

《中医内科学》在自汗、盗汗中分为肺卫不固、心血不足、阴虚火旺和邪热郁蒸证。

【临床表现】自汗或盗汗，以头部或四肢为多，汗出肤热，汗渍色黄，口臭，口渴不欲饮，小便色黄。舌质红，苔黄腻，脉滑数。

【证机概要】脾胃湿热蕴积，热迫津液外泄。

【治法】清热泻脾。

【方药】泻黄散加减。

方中石膏、栀子清泻脾胃积热；防风疏散伏热；藿香化湿和中；麻黄根、糯稻根敛汗止汗；甘草调和诸药。

尿少色黄者，加滑石、车前草清利湿热；汗渍色黄者，加茵陈蒿、佩兰清热化湿；口臭口渴者，加胡黄连、牡丹皮清胃降火。

《中医内科学》的邪热郁蒸证，选用龙胆泻肝汤加减；里热较甚、小便短赤者，加茵陈清解郁热；湿热内蕴而热势不盛、面赤烘热、口苦等症不显著者，可改用四妙丸清热除湿。方中以黄柏清热，苍术、薏苡仁除湿，牛膝通利经脉。

### 4. 白涩症（脾胃湿热）

白涩症是指白睛不赤不肿而自觉眼内干涩不舒的眼病。本病相当于西医学之慢性结膜炎、浅层点状角膜炎。

《中医眼科学》分为邪热留恋、肺阴不足、脾胃湿热和肝肾阴虚诸证。

【临床表现】眼内干涩隐痛，眦部常有白色泡沫样眼眵，白睛稍有赤脉，病程持久难愈；可伴口黏或口臭，便秘不爽，溲赤而短。苔黄腻，脉濡数。

【证机概要】脾胃湿热，气机不利，湿滞热蒸。

【治法】清利湿热，宣畅气机。

【方药】三仁汤加减。

若白睛赤脉稍显，可加黄芩、桑白皮、地骨皮、丹皮以清热泻肺，凉血退赤。

### 5. 云雾移睛（脾胃湿热）

云雾移睛是指患眼外观端好，自觉眼前有蚊蝇蛛丝或云雾样飘浮物的眼病。云雾移睛相当于西医学的玻璃体浑浊，是由玻璃体液化、变性后脱离或眼内炎症、出血等引起。

《中医眼科学》分为肝肾亏损、气血亏虚、（脾胃）湿热蕴蒸和气滞血瘀证。

【临床表现】自觉眼前黑影浮动，多呈尘状、絮状混浊，视物昏蒙，胸闷纳呆，或头重、神疲。苔黄腻，脉滑。

【证机概要】形体肥胖，素嗜肥甘，脾胃湿热内蕴，浊邪

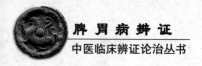

上泛。

【治法】宣化畅中，清热除湿。

【方药】三仁汤加减。

食少纳呆者，加白术、淮山药、白扁豆以健脾益气；混浊呈絮状者，加浙贝母、苍术；有心烦口苦、苔黄腻者，酌加黄芩、栀子、车前子以助清热除湿。

**6. 鼻渊（脾胃湿热）**

鼻渊是指以鼻流浊涕、量多不止为主要特征的鼻病。西医学的鼻窦炎症性疾病可参考本病进行辨证论治。

《中医耳鼻咽喉科学》分为肺经风热、胆腑郁热、脾胃湿热、肺气虚寒和脾气虚弱证。

【临床表现】鼻塞重而持续，鼻涕黄浊而量多，嗅觉减退，头昏闷，或头重胀，倦怠乏力，胸脘痞闷，纳呆食少，小便黄赤。舌质红，苔黄腻，脉滑数。

检查见鼻黏膜红肿，中鼻道、嗅沟或鼻底见黏性或脓性分泌物，颌面、额头或眉棱骨压痛。

【证机概要】脾胃湿热，循经上蒸鼻窍。

【治法】清热利湿，化浊通窍。

【方药】甘露消毒丹加减。

方中藿香、石菖蒲、白豆蔻、薄荷芳香化浊，行气醒脾；滑石、茵陈、黄芩、连翘、木通清热利湿；辅以贝母、射干止咳利咽。

若鼻塞甚者，可酌加苍耳子、辛夷等；若头痛者，可酌加白芷、川芎、菊花等；若鼻涕带血者，可酌加仙鹤草、白茅根、鱼腥草、蒲公英等。

**7. 鼻疮（脾胃失调，湿热郁蒸）**

鼻疮是指以鼻前庭及其附近皮肤红肿、糜烂、渗液、结痂、灼痒，或皲裂为主要特征的鼻病。西医学的鼻前庭炎和鼻前庭湿疹等疾病可参考本病进行辨证论治。

《中医耳鼻咽喉科学》将鼻疮分为肺经蕴热，邪毒外袭；脾胃失调，湿热郁蒸；阴虚血燥，鼻窍失养诸证。

【临床表现】鼻前孔及周围皮肤糜烂，潮红焮肿，常溢脂水或结黄浊厚痂，瘙痒，甚者可侵及鼻翼及口唇。病情经久不愈或反复发作。小儿可兼有腹胀，大便溏薄，啼哭易怒。舌苔黄腻，脉滑数。

【证机概要】脾胃失调，湿浊内生，蕴而生热，壅结鼻窍。

【治法】清热燥湿，解毒和中。

【方药】萆薢渗湿汤加减。

方中以黄柏、萆薢、滑石、泽泻、通草清热祛湿而解毒；茯苓、薏苡仁除湿和中；丹皮清热凉血。

若湿热盛者，加黄连、苦参、土茯苓以助清热燥湿之力；痒甚者，加荆芥、防风、白鲜皮、地肤子以祛风除湿止痒；病情缠绵，反复发作者，加黄芪、白术、金银花以扶正解毒；小儿脾弱、腹胀便溏者，合用参苓白术散以健脾消积除湿。

# 小　　结

## （一）脾胃湿热涉及的病证

脾胃湿热涉及的病证有泄泻、肥胖、汗证、白涩症、云雾移睛、鼻渊和鼻疮。

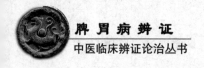
（二）临床表现

**1. 主症**

病证名称即代表其主症。因脾胃湿热，故泄泻则腹痛，泻下急迫，粪色黄褐，气味臭秽；肥胖则多食，消谷善饥；汗证以头部或四肢为多，汗出肤热，汗渍色黄。病变在眼部，白涩症除眼部干涩外，有白色泡沫样眼眵，白睛稍有赤脉；云雾移睛其眼前黑影浮动，多呈尘状、絮状混浊，视物昏蒙。鼻渊见鼻涕黄浊而量多，嗅觉减退。鼻疳表现为鼻前孔及周围皮肤糜烂，潮红掀肿，常溢脂水或结黄浊厚痂，瘙痒，甚者可侵及鼻翼及口唇。

**2. 兼症**

除病变部位的红、痛、肿、热外，多有烦热、心烦头昏、口黏、口渴、口臭、口干、口苦、溲赤而短、大便秘结等全身脾胃湿热症状。其排泄、分泌物，黄浊而量多，呈黏性或脓性，有的结黄浊厚痂。

（三）舌象与脉象

**1. 舌象**

多数为舌质红，苔黄腻，也有舌质红绛、苔黄燥者。

**2. 脉象**

以滑数为主，也有弦滑、濡数、弦滑数者。

（四）代表方

泄泻用清热利湿的葛根芩连汤；白涩症和云雾移睛用清利湿热、宣畅气机或宣化畅中、清热除湿的三仁汤；汗证用清热泻脾的泻黄散；鼻渊用清热利湿、化浊通窍的甘露消毒丹，鼻疳用清热燥湿、解毒和中的萆薢渗湿汤；肥胖用清胃泻火、佐以消导的承气汤合保和丸。这些均是在原方基础上根据病情加用相应的药物。

# 第五节 痰湿内阻脾胃证

**1. 呕吐（痰饮内阻）**

呕吐是指胃失和降，气逆于上，迫使胃中之物从口中吐出的一种病证。

根据本病的临床表现，呕吐可以出现于西医学的多种疾病之中。当以呕吐为主要表现时亦可参考本节辨证论治，同时结合辨病处理。

《中医内科学》分为实证（外邪犯胃、食滞内停、痰饮内阻、肝气犯胃）和虚证（脾胃气虚、脾胃阳虚、胃阴不足）。

《中医急诊学》中有暴吐，分为实证和虚证。

《中医儿科学》分为乳食积滞、胃热气逆、脾胃虚寒和肝气犯胃等证。

【临床表现】呕吐清水痰涎，脘闷不食，头眩心悸。舌苔白腻，脉滑。

【证机概要】痰饮内停，中阳不振，胃气上逆。

【治法】温中化饮，和胃降逆。

【方药】小半夏汤合苓桂术甘汤加减。

前方以祛痰化湿为主，适用于呕吐严重者；后方健脾化湿，温化痰饮，适用于呕吐清水、舌苔白腻、脘闷不食者。

方中半夏温化痰饮，和胃止呕；生姜温胃散寒而止呕；茯苓、白术、甘草健脾化湿；桔梗温化痰饮。

脘腹胀满、舌苔厚腻者，可去白术，加苍术、厚朴以行气除满；脘闷不食者，加白蔻仁、砂仁化浊开胃；胸膈烦闷、口

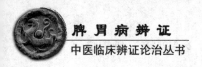
苦、失眠、恶心呕吐者，可去桂枝，加黄连、陈皮化痰泄热，和胃止呕。

**2. 眩晕（痰湿中阻）**

眩是指眼花或眼前发黑，晕是指头晕甚或感觉自身或外界景物旋转。二者常同时并见，故统称为"眩晕"。眩晕是临床常见症状，可见于西医学的多种疾病。临床表现以眩晕为主症者，均可参考本节有关内容辨证论治。

《中医内科学》分为肝阳上亢、气血亏虚、肾精不足、痰湿中阻和瘀血阻窍等证。

【临床表现】眩晕，头重昏蒙，或伴视物旋转，胸闷恶心，呕吐痰涎，食少多寐。舌苔白腻，脉濡滑。

【证机概要】痰浊中阻，上蒙清窍，清阳不升。

【治法】化痰祛湿，健脾和胃。

【方药】半夏白术天麻汤加减。

本方燥湿化痰，平肝息风，用于脾虚湿盛、风痰上扰之眩晕。

方中半夏、陈皮健脾燥湿化痰；白术、薏苡仁、茯苓健脾化湿；天麻化痰息风，止头眩。

若眩晕较甚，呕吐频作，视物旋转，可酌加代赭石、竹茹、生姜、旋覆花以镇逆止呕；若脘闷纳呆，加砂仁、白蔻仁等芳香和胃；若兼见耳鸣重听，可酌加郁金、菖蒲、葱白以通阳开窍；若痰郁化火，头痛头胀，心烦口苦，渴不欲饮，舌红苔黄腻，脉弦滑者，宜用黄连温胆汤清热化痰。

**3. 耳廓痰包（痰浊凝滞、困结于耳）**

耳廓痰包是指以耳廓局限性、无痛性肿胀，肤色不变，按之柔软，穿刺可抽出淡黄色液体为主要特征的疾病。本病多发于青壮年，男性多于女性。西医学的"耳廓假囊肿"可参考本病进行辨证论治。

《中医耳鼻咽喉科学》只有痰浊凝滞、困结于耳证。

【临床表现】多于无意中发现耳廓前面某一部分局限性肿起，肿处皮色不变，不热不痛，按之柔软，透光度好。穿刺可抽出淡黄色液体，抽液后肿消，不久又复肿起。一般无明显全身症状。苔微黄腻，脉滑。

【证机概要】脾胃失调，湿浊内生，复感外邪，风邪夹痰浊上窜耳廓。

【治法】祛痰散结，疏风通络。

【方药】二陈汤加味。

二陈汤燥湿化痰，可选加竹茹、枳实、胆南星等，以加强祛痰之力；选加僵蚕、地龙、丝瓜络、丹参、柴胡等，以疏风活血通络；若见纳食欠佳，可选加砂仁、白术、焦神曲、焦山楂等，以健脾行气消食。

### 4. 视瞻昏渺（痰湿蕴结）

视瞻昏渺是指眼外观无异常，视物昏蒙，随年龄增长而视力减退日渐加重，终致失明的眼病。视瞻昏渺相当于西医学的老年性黄斑变性。

《中医眼科学》分为痰湿蕴结、瘀血阻络、肝肾阴虚和气血亏虚证。

【临床表现】视物昏蒙，视物变形。眼底检查：早期可见后极部视网膜有散在、边界欠清的玻璃膜疣，可见黄斑区色素紊乱，呈现色素脱失的浅色斑点和色素沉着小点，中心凹光反射减弱或消失；后期视网膜色素紊乱或呈地图状色素上皮萎缩区。全身可伴胸膈胀满，眩晕心悸，肢体乏力。舌苔白腻或黄

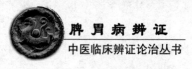

腻，脉沉滑或弦滑。

【证机概要】嗜食偏好，脾胃受损，痰湿聚结，浊气犯目。

【治法】燥湿化痰，软坚散结。

【方药】二陈汤加减。

方中加浙贝母、生牡蛎以软坚散结。

# 小　结

## （一）痰湿内阻脾胃涉及的病证

痰湿内阻脾胃涉及的病证有呕吐、眩晕、耳廓痰包和视瞻昏渺。

## （二）临床表现

痰湿为病，故呕吐，吐物为清水痰涎；眩晕伴头重昏蒙，或伴视物旋转；耳廓痰包表现为耳廓前面某一部分局限性肿起；视瞻昏渺则视物昏蒙，视物变形，随年龄增长而视力减退日渐加重，终致失明。

## （三）舌象与脉象

**1. 舌象**

多数舌苔白腻，也有的微黄腻或黄腻。

**2. 脉象**

脉滑或沉滑、弦滑、濡滑。

## （四）代表方

呕吐选用半夏汤合苓桂术甘汤，眩晕选用半夏白术天麻汤。

**1. 二陈汤**

祛痰剂中的燥湿化痰方。

功用：燥湿化痰，理气和中。

主治：湿痰证。

现代应用：常用于慢性支气管炎、慢性胃炎、美尼尔综合征、神经性呕吐等属湿痰证者。

加减：本节加竹茹、枳实、胆南星、僵蚕、地龙、丝瓜络、丹参、柴胡；若见纳食欠佳，可选加砂仁、白术、焦神曲、焦山楂等，用于痰浊凝滞的耳廓痰包；加浙贝母、生牡蛎，用于痰湿蕴结的视瞻昏渺。

**2. 半夏白术天麻汤**

祛痰剂中的化痰息风方。

功用：化痰息风，健脾祛湿。

主治：风痰上扰证。本节用于痰湿中阻的眩晕。

现代应用：常用于耳源性眩晕、高血压病、神经性眩晕、癫痫、面神经麻痹等风痰上扰者。

**3. 小半夏汤**

本方由半夏、生姜组成，属理气剂中的降气方。

功用：化痰散饮，和胃降逆。

主治：痰饮呕吐。本节合苓桂术甘汤，用于痰饮内阻的呕吐。

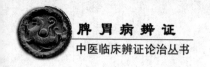

# 第五章　肺胃病

## 第一节　肺胃热盛证

肺胃热盛证是指肺胃同时有热导致的病证，多数是肺热影响到胃，也有的是胃热影响到肺。

**1. 乳蛾（邪热传里，肺胃热盛）**

乳蛾主要是风热为患，新感而发，临床以咽部疼痛、喉核红肿，或表面附有黄白色脓性分泌物为主要特征。本病相当于西医学的急性扁桃体炎。

《中医耳鼻咽喉科学》分为风热外袭，肺经有热；邪热传里，肺胃热盛；肺肾阴虚，虚火上炎；脾胃虚弱，喉核失养；痰瘀互结，凝聚喉核证。

《中医急诊学》分为风热外侵和肺胃热盛两证。

【临床表现】咽痛剧烈，痛连耳根及颌下，吞咽困难，扁桃体红肿，表面有黄白色脓点或连成片状假膜，重者咽峡红肿，下颌部可触及肿大淋巴结，压痛明显，并见高热，口渴，咳嗽，痰黄稠，口臭，大便秘结，小便黄赤。舌质红，苔黄厚，脉洪数。

【证机概要】肺胃热盛，火热上蒸，搏结于喉核，灼腐肌膜，喉核肿大，或有腐物脓液。

【治法】泄热解毒，利咽消肿。

【方药】清咽利膈汤。

咳嗽，痰黄稠，下颌部淋巴结肿大疼痛者，加射干、瓜蒌、贝母以清热化痰而散结；发热严重者，加石膏以清热泻火。

也可用咽速康气雾剂、清开灵颗粒、新清宁片、金莲花片、牛黄清胃丸、清开灵注射液、双黄连粉针。

针灸：取合谷、内庭、曲池、内关、足三里、阳陵泉穴，用泻法。高热者，可点刺少商放血。

喷喉：清热解毒，祛腐消肿，用冰硼散；苦寒泄热，祛腐除脓，可用珠黄散；清热解毒，祛腐生肌，用锡类散。

《中医耳鼻咽喉科学》中的肺胃热盛之乳蛾，法用泄热解毒，利咽消肿。代表方也为清咽利膈汤加减。若咳嗽痰黄稠，颌下有臖核，可加射干、瓜蒌、贝母以清热化痰而散结；持续高热，加石膏、天竺黄以清热泻火，除痰利咽；若喉核腐脓成片，加入马勃、蒲公英等以祛腐解毒；肿痛甚者可含服六神丸，以清热解毒，消肿止痛。

### 2. 喉痹（肺胃热盛，上攻咽喉）

喉痹是指以咽痛或异物感不适，咽部红肿，或喉底有颗粒状凸起为主要特征的咽部疾病。西医学的咽炎及某些全身性疾病在咽部的表现可参考本病进行辨证论治。

《中医耳鼻咽喉科学》分为外邪侵袭，上犯咽喉；肺胃热盛，上攻咽喉；肺肾阴虚，虚火上炎；脾胃虚弱，咽喉失养；脾肾阳虚，咽失温煦；痰凝血瘀，结聚咽喉证。

【临床表现】咽部疼痛较剧，吞咽困难，发热，口渴喜饮，口气臭秽，大便燥结，小便短赤。舌质红，舌苔黄，脉洪

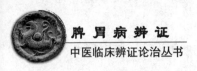
数。检查见咽部红赤肿胀明显，喉底颗粒红肿，颌下有瘰核。

【治法】清热解毒，消肿利咽。

【方药】清咽利膈汤加减。

方中荆芥、防风、薄荷疏风散邪；金银花、连翘、黄芩、黄连泻火解毒；桔梗、甘草、牛蒡子、玄参利咽消肿止痛；生大黄、玄明粉通便泄热。

若咳嗽痰黄、颌下瘰核痛甚，可加射干、瓜蒌仁、夏枯草；高热者，可加水牛角、大青叶；如有白腐或伪膜，可加蒲公英、马勃等。

另《中医急诊学》也用清咽利膈汤，其加减中痰稠黏难咳者，加竹茹、天竺黄、桔梗；高热者，加石膏、知母。之外还用中成药：咽速康气雾剂、清开灵颗粒、牛黄清胃丸、清开灵注射液、双黄连粉针等。

### 3. 咽喉瘤（肺胃蕴热）

咽喉瘤是指发生于咽部或喉部的良性肿瘤。

《中医耳鼻咽喉科学》分为肺胃蕴热，痰浊结聚和肝气郁结，气滞血瘀两证。

【临床表现】咽喉不适，喉中哽哽不利，或声音不扬，声音嘶哑，甚则气喘痰鸣。可伴有咽干舌燥、便结尿黄。舌质红苔黄，脉弦或弦滑数。检查咽部或喉部肿物色红。

【证机概要】肺胃蕴热，火热上攻咽喉，痰热久滞，积结而成肿块。

【治法】清泻肺胃蕴热，化痰散结。

【方药】清咽双和饮合二陈汤加减。

清咽双和饮中金银花、桔梗清热解毒，利咽喉；荆芥、前胡、葛根清肺热，疏利肺气；玄参、贝母化痰利咽，散结聚；

当归尾、赤芍、丹皮、生地凉血活血散瘀；二陈汤化痰散结；甘草调和诸药。

可加瓜蒌仁、山慈姑等以加强化痰散结之力。

### 4. 热疮（肺胃热盛）

热疮是发热后或高热过程中在皮肤黏膜交界处所发生的急性疱疹性皮肤病。本病相当于西医学的单纯疱疹。

《中医外科学》分为肺胃热盛、湿热下注和阴虚内热证。

【临床表现】群集小疱，灼热刺痒；轻度周身不适，心烦郁闷，大便干，小便黄。舌红，苔黄，脉弦数。

【证机概要】肺胃热盛，蕴结肌表。

【治法】疏风清热。

【方药】辛夷清肺饮合竹叶石膏汤。

前方清肺养胃，生津润燥。主治燥伤肺胃阴分，症见咽干口渴，或干咳少痰。后方清热养胃，生津止渴。

### 5. 麻疹（邪入肺胃——出疹期）

麻疹是感受麻疹时邪（麻疹病毒）引起的一种急性出疹性传染病。

《中医儿科学》分为顺证和逆证。顺证又分为邪犯肺卫（初热期）、邪入肺胃（出疹期）、阴津耗伤（收没期）。逆证分为邪毒闭肺、邪毒攻喉和邪陷心肝。

【临床表现】壮热持续，起伏如潮，肤有微汗，烦躁不安，目赤眵多，皮疹布发，疹点由细小稀少而逐渐稠密，疹色先红后暗，皮疹凸起，触之碍手，压之退色，大便干结，小便短少。舌质红赤，舌苔黄腻，脉数有力。

【证机概要】由麻疹初热期传入所致。邪正相争，疾病转入出疹期。

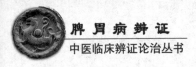

【治法】清热解毒，透疹达邪。

【方药】清解透表汤加减。

方中金银花、连翘、桑叶、菊花清热解毒；西河柳、葛根、蝉蜕、牛蒡子发表透疹；升麻解毒透疹。

壮热不退、烦躁不安，加栀子、黄连、石膏清热泻火；皮疹稠密，疹点红赤、紫暗成片，加牡丹皮、红花、紫草清热凉血；神识昏沉嗜睡，加石菖蒲、郁金化痰开窍；壮热不退、四肢抽搐，加羚羊角粉、钩藤清热息风；低热不退、舌绛口干，加生地、竹叶、玄参生津清热；咳嗽气粗、喉间痰鸣，加桔梗、桑白皮、杏仁清肺化痰；齿衄、鼻衄，加藕节炭、仙鹤草、白茅根凉血止血；身不发热、皮疹未透，或疹稀色淡，加黄芪、太子参益气透疹。

### 6. 酒齄鼻（肺胃热盛）

酒齄鼻是一种主要发生于面部中央的以红斑和毛细血管扩张为特点的慢性皮肤病。

《中医外科学》分为肺胃热盛、热毒蕴肤和气滞血瘀证。

【临床表现】多见于红斑型。红斑多发于鼻尖或两翼，压之退色；口干，便秘。舌红，苔薄黄，脉弦滑。

【证机概要】肺胃热盛，蕴结鼻尖及其周围。

【治法】清泄肺胃积热。

【方药】枇杷清肺饮加减。原方清宣肺热，用于粉刺。

## 小　　结

肺胃热盛证是指肺胃同时有热导致的病证，多数是肺热影响到胃，也有的是胃热影响到肺。

（一）肺胃热盛涉及的病证

肺胃热盛涉及的病证有肺胃热盛的乳蛾、喉痹、热疮、酒齄鼻，肺胃蕴热的咽喉瘤和邪入肺胃的麻疹（出疹期）。

（二）临床表现

**1. 主症**

由于病证部位不同，可有不同表现。乳蛾、喉痹、咽喉瘤发生在咽喉部，酒齄鼻发生在鼻部。其共同特点是局部红、肿、热、痛，并可影响其功能。热疮乃发热后或高热过程中在皮肤黏膜交界处所发生的急性疱疹，群集小疱，灼热刺痒。麻疹出疹期表现为皮疹布发，疹点由细小稀少而逐渐稠密，疹色先红后暗，皮疹凸起，触之碍手，压之退色。

**2. 兼症**

可伴有高热，咽干舌燥，口渴喜饮，咳嗽，痰黄稠，口臭，大便秘结，小便黄赤，甚则烦躁不安。热疮可有轻度周身不适。酒齄鼻可有口干、便秘等表现。

（三）舌象与脉象

**1. 舌象**

舌质红，苔黄、黄厚、黄腻。

**2. 脉象**

脉洪数、弦、弦数、弦滑、弦滑数等。

（四）代表方

**1. 清咽利膈汤**

功用：泄热解毒，利咽消肿。

主治：本节用于乳蛾、喉痹、咽喉瘤。

加减：①乳蛾：见咳嗽，痰黄稠，下颌部淋巴结肿大疼痛

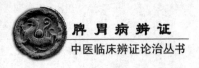

者，加射干、瓜蒌、贝母；发热严重者，加石膏。

②喉痹：咳嗽痰黄、颌下瘰核痛甚，可加射干、瓜蒌仁、夏枯草；高热者，可加水牛角、大青叶；如有白腐或伪膜，可加蒲公英、马勃。

③咽喉瘤：可加瓜蒌仁、山慈姑。《中医急诊学》用清咽双和饮合二陈汤。

**2. 其他**

热疮用疏风清热的辛夷清肺饮合竹叶石膏汤；酒齇鼻用清泄肺胃积热的枇杷清肺饮；麻疹出疹期用清凉解毒、透疹达邪的清解透表汤。目前麻疹已经很少见。

# 第二节　肺胃阴虚证

肺胃阴虚证多由持续高热，或高热后肺胃津液损伤所致，恶性肿瘤乃放化疗致津液受损。

**1. 夏季热（暑伤肺胃）**

夏季热又称暑热症，是婴幼儿在暑天发生的特有的季节性疾病，临床以长期发热、口渴多饮、多尿、少汗或汗闭为特征。

《中医儿科学》分为暑伤肺胃和上盛下虚两证。

【临床表现】入夏后体温渐高，发热持续，气温越高，体温越高，皮肤灼热，少汗或无汗，口渴引饮，小便频数，甚则饮一溲一，精神烦躁，口唇干燥。舌质稍红，苔薄黄，脉数。

【证机概要】疾病初期或中期，暑气内迫肺胃，耗气伤津。

【治法】清暑益气，养阴生津。

【方药】王氏清暑益气汤加减。

方中西瓜翠衣、荷梗解暑清热；北沙参（或西洋参）、石斛、麦冬益气生津；知母、竹叶、黄连清热泻火；粳米、甘草益胃和中。

烦躁明显，加莲子心、玄参清心安神；神疲纳少，加白术、麦芽健脾和胃；舌苔白腻，加藿香、佩兰、白扁豆花清暑化湿；胃热亢盛，高热烦渴引饮用白虎加人参汤；烦渴欲呕，舌红少苔为暑气内扰，用竹叶石膏汤。

### 2. 鼻咽癌（肺胃阴虚）

鼻咽癌是指发生于鼻咽部的癌肿。

放射治疗或化学药物治疗鼻咽癌可有效地杀灭或抑制癌细胞，但往往伴随着不同程度的副反应，影响脏腑的功能。因此，配合中医辨证治疗，可以调整脏腑功能，缓解各种症状，增强患者体质，提高生活质量。

《中医耳鼻咽喉科学》分为气血凝结、痰浊结聚、火毒困结和正虚毒滞证；放疗、化疗配合中医辨证分为肺胃阴虚、气血亏损、脾胃失调和肾精亏损证。

【临床表现】口干咽燥，口渴喜饮，或口唇燥裂，鼻干少津，或口烂疼痛，干呕或呃逆，干咳少痰，胃纳欠佳，大便秘结，小便短少，鼻、鼻咽及口咽黏膜充血、干燥，或有干痂、脓痰附着。舌红而干，少苔或无苔，脉细数。

【证机概要】放化疗致肺胃阴液损伤。

【治法】清肺养胃，润燥生津。

【方药】泻白散合沙参麦冬汤加减。

泻白散清泻肺热，沙参麦冬汤甘寒生津。

若口烂疼痛较甚，为体内津液耗伤，心脾二经火炽，可配

合导赤散，以清热利湿。

### 3. 喉痈（肺胃气阴耗损）

喉痈是指发生于咽喉及其附近部位的痈肿。

西医学的扁桃体周围脓肿、急性会厌炎及会厌脓肿、咽后脓肿、咽旁脓肿等疾病可参考本病进行辨证施治。

《中医耳鼻咽喉科学》分为外邪侵袭，热毒搏结；热毒困结，化腐成脓；气阴耗损，余邪未清证。

【临床表现】咽痛逐渐减轻，身热已平，红肿始退，咽干口渴，倦怠乏力，懒动少言。舌红或淡红，苔薄黄而干，脉细数。检查见患处红肿凸起已平复，黏膜色红欠润，或溃口未愈合。

【证机概要】热毒蕴结多日，耗气伤阴。气阴未复，余邪尚存。

【治法】益气养阴，清解余毒。

【方药】沙参麦冬汤加减。

方中沙参、麦门冬清肺养胃；玉竹、天花粉生津止渴；白扁豆、甘草益气培中，甘淡和胃；桑叶轻宣邪热。诸药合用，养阴益气，兼散邪热。

可加太子参以加强益气生津之功；加金银花、蒲公英以清解余毒。

### 4. 麻疹（阴津耗伤）

麻疹是感受麻疹时邪（麻疹病毒）引起的一种急性出疹性传染病。

《中医儿科学》分为顺证和逆证。顺证又分为邪犯肺卫（初热期）、邪入肺胃（出疹期）和阴津耗伤（收没期）证。逆证又分为邪毒闭肺、邪毒攻喉和邪陷心肝。

【临床表现】麻疹出齐，发热渐退，精神疲倦，夜睡安静，咳嗽减轻，胃纳增加，皮疹依次渐回，皮肤可见糠麸样脱屑，并有色素沉着。舌红少津，舌苔薄净，脉细无力或细数。

【证机概要】邪毒已透，邪退正复，肺胃津液尚待恢复。

【治法】养阴益气，清解余邪。

【方药】沙参麦冬汤加减。

方中沙参、麦冬、天花粉、玉竹滋养肺胃津液；白扁豆、桑叶清透余热；甘草养胃益气。

潮热盗汗，手足心热，加地骨皮、银柴胡清退虚热；神倦自汗，纳谷不香，加炒谷芽、炒麦芽、炙鸡内金开胃健脾；大便干结，加瓜蒌仁、火麻仁润肠通便。

## 5. 猩红热（疹后阴伤）

猩红热是感受猩红热时邪（A族乙型溶血性链球菌）引起的急性传染病。

《中医儿科学》分为邪侵肺卫、毒炽气营和疹后阴伤证。

【临床表现】丹痧布齐后1～2天，身热渐退，咽部糜烂疼痛减轻，或见低热，唇干口燥，或伴有干咳，食欲不振。舌红少津，苔剥脱，脉细数。约两周后可见皮肤脱屑、脱皮。

【证机概要】痧毒外透之后，肺胃阴津耗伤，热毒未清。

【治法】养阴生津，清热润喉。

【方药】沙参麦冬汤加减。

方中沙参、麦冬、玉竹清润燥热，滋养肺胃之阴液；天花粉生津止渴；甘草清火和中；白扁豆健脾和胃；桑叶清疏肺中燥热。

若口干咽痛、舌红少津明显者，加玄参、桔梗、芦根以养阴清热润喉；大便秘结难解，可加知母、火麻仁清肠润燥；低

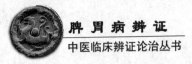

热不清者，加地骨皮、银柴胡、鲜生地以清热。

# 小　　结

肺胃阴虚证多由持续高热，或高热后肺胃津液损伤所致，恶性肿瘤乃放化疗致津液受损。

## （一）肺胃阴虚涉及的病证

肺胃阴虚涉及的病证有暑伤肺胃的夏季热、鼻咽癌放化疗后、肺胃气阴耗损的喉痹、阴津耗伤的麻疹和疹后阴伤的猩红热。

## （二）临床表现

### 1. 主症

夏季热见体温渐高，发热持续，气温越高，体温越高。鼻咽癌见口干咽燥，鼻干少津，胃纳欠佳。喉痹可见咽痛渐减，身热已平，倦怠乏力。麻疹、猩红热有身热渐退、皮疹渐减的表现。

### 2. 兼症

因肺胃阴虚，故有津液不足的表现，均有咽干口渴或口唇干燥、倦怠乏力、懒动少言等表现，有时可伴干咳少痰等症。

## （三）舌象与脉象

### 1. 舌象

舌质稍红、红或淡红，苔薄黄、薄黄而干、薄净、无苔或有剥脱苔。

### 2. 脉象

脉数、细数或脉细无力。

## （四）代表方

### 1. 清暑益气汤

《方剂学》中有《温热经纬》的清暑益气汤。

功用：清暑益气，养阴生津。

主治：暑热气津两伤证。

另有《脾胃论》的清暑益气汤。

功用：清暑益气，除湿健脾。

主治：平素气虚，又受暑湿证。本节用于夏季热。

两方同名，也均有清暑益气的作用。前者除清暑益气之外，重在养阴生津；后者清暑生津之力稍差，但重在健脾燥湿。本节选用的是王孟英的《温热经纬》方，故又称王氏清暑益气汤。

### 2. 沙参麦冬汤

此乃《温病条辨》方。

功用：清养肺阴，生津润燥。

主治：燥伤肺胃，津液亏损。本节肺胃气阴耗损的喉痈与阴津耗伤的麻疹、猩红热均选用此方。放化疗导致肺胃阴虚的鼻咽癌，此方合泻白散。

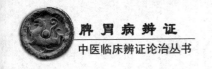

# 第六章　脾肺病

## 第一节　脾肺实证

### 1. 水肿（湿毒浸淫脾肺）

水肿是体内水液潴留，泛溢肌肤，表现以头面、眼睑、四肢、腹背，甚至全身浮肿为特征的一类病证。

水肿在西医学中是多种疾病的一个症状。本节论及的水肿主要以肾性水肿为主。其他水肿的辨治可以参照本节辨证论治。

【临床表现】眼睑浮肿，延及全身，皮肤光亮，尿少色赤，身发疮痍，甚则溃烂，恶风发热。舌质红，苔薄黄，脉浮数或滑数。

【证机概要】疮毒内归脾肺，三焦气化不利，水湿内停。

【治法】宣肺解毒，利湿消肿。

【方药】麻黄连轺赤小豆汤合五味消毒饮加减。

前方宣肺利尿，用于风水在表之水肿；后方清解热毒，用于疮毒内归之水肿。两方合用，宣肺利水，清热解毒，主治痈疡疮毒或乳蛾红肿而诱发的水肿。

方中麻黄、杏仁、桑白皮、赤小豆宣肺利水；连轺、金银花、野菊花、蒲公英、紫花地丁、紫背天葵清热解毒。

脓毒甚者，重用蒲公英、紫花地丁清热解毒；湿盛糜烂者，加苦参、土茯苓；风盛者，加白鲜皮、地肤子；血热而红肿，加丹皮、赤芍；大便不通，加大黄、芒硝；症见尿痛、尿血乃湿热之邪下注膀胱，伤及血络，可酌加凉血止血之品，如石韦、大蓟、荠菜花等。

**2. 痰饮——溢饮（肺脾失调，表寒里饮）**

痰饮是指体内水液输布、运化失常，停积于某些部位的一类病证。

"四饮"（痰饮、悬饮、溢饮、支饮）表现多端，与西医学中的慢性支气管炎、支气管哮喘、渗出性胸膜炎、慢性胃炎、心力衰竭、肾炎水肿等均有较密切联系。

溢饮多因外感风寒，玄府闭塞，以致肺脾输布失职，水饮流溢四肢肌肉，寒水相夹为患。如宿有寒饮，复加外寒客表而致者，多属表里俱寒；若饮邪化热，可见饮溢体表而热郁于里之候。

《中医内科学》分为痰饮（脾阳虚弱，饮留胃肠）、悬饮（邪犯胸肺，饮停胸胁；络气不和，阴虚内热）、溢饮（肺脾失调，表寒里饮）和支饮（寒饮伏肺，脾肾阳虚）。

【临床表现】身体沉重而疼痛，甚则肢体浮肿，恶寒，无汗，或有咳喘，痰多白沫，胸闷，干呕，口不渴。苔白，脉弦紧。

【证机概要】肺脾失调，寒水内留，泛溢肢体。

【治法】发表散寒，温肺化饮。

【方药】小青龙汤加减。

本方发表散寒，温肺化饮，用于表寒里饮所致的恶寒发热，无汗，四肢沉重，甚则肢体微肿者。

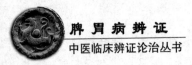

方中麻黄、桂枝解表散寒；半夏、干姜、细辛温化寒饮；五味子温敛肺气；白芍、炙甘草甘缓和中，缓和麻、桂辛散太过。

表寒外束，内有郁热，伴有发热、烦躁、苔白而兼黄，加石膏以清泄内热；若表寒之象已不著者，改用大青龙汤以发表清里；水饮内聚而见肢体浮肿明显、尿少者，可配茯苓、猪苓、泽泻；饮邪犯肺、喘息痰鸣不得卧者，加杏仁、射干、葶苈子。

### 3. 手足口病（邪犯肺脾）

手足口病是由感受手足口病时邪（柯萨奇病毒 A 组）引起的发疹性传染病，临床以手足肌肤、口咽部发生疱疹为特征。

《中医儿科学》将手足口病分为邪犯肺脾和湿热蒸盛两证。

【临床表现】发热轻微，或无发热，或流涕咳嗽，纳差恶心，呕吐泄泻，约一两天后或同时出现口腔内疱疹，破溃后形成小的溃疡疼痛流涎，不欲进食。随病情进展，手足掌心部出现米粒至豌豆大斑丘疹，并迅速转为疱疹疮，分布稀疏，疹色红润，根盘红晕不著，疱液清亮。舌质红，苔薄黄腻，脉浮数。

【证机概要】时邪入侵，肺气失宣，脾运失职。

【治法】宣肺解表，清热化湿。

【方药】甘露消毒丹加减。

方中金银花、连翘、黄芩、薄荷清热解毒，宣肺透表；白蔻仁、藿香、石菖蒲芳香化湿；滑石、茵陈蒿清热利湿；板蓝根、射干、浙贝母解毒利咽，化痰止咳。

恶心呕吐，加苏梗、竹茹和胃降逆；泄泻，加泽泻、薏苡仁祛湿止泻；高热，加葛根、柴胡解肌退热；肌肤痒甚，加蝉蜕、白鲜皮祛风止痒。

# 小　　结

## （一）脾肺实证涉及的病证

脾肺实证涉及的病证有湿毒浸淫脾肺的水肿，肺脾失调、表寒里饮的痰饮（溢饮）和邪犯肺脾的手足口病。

## （二）临床表现

### 1. 主症

水肿表现为眼睑、全身皮肤浮肿、光亮；溢饮表现为身体沉重而疼痛，甚则肢体浮肿；手足口病表现为先是口腔内疱疹，破溃后形成小的溃疡，随病情进展，手足掌心部可出现米粒至豌豆大斑丘疹，并迅速转为疱疹疮。

### 2. 兼症

水肿可伴有恶风发热、尿少色赤等表现；溢饮伴有恶寒、无汗，或咳喘、痰多白沫、胸闷、干呕、口不渴等症状；手足口病伴有发热轻微，或无发热，或流涕咳嗽、纳差恶心、呕吐泄泻等全身症状。

## （三）舌象与脉象

### 1. 舌象

舌质红，苔白、薄黄或薄黄腻。

### 2. 脉象

脉浮数，或滑数，或弦紧。

## （四）代表方

### 1. 麻黄连翘赤小豆汤合五味消毒饮

功用：宣肺解毒，利湿消肿。

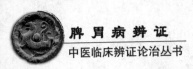

主治：本节用于湿毒浸淫脾肺的水肿。

加减：脓毒甚，重用蒲公英、紫花地丁；湿盛糜烂，加苦参、土茯苓；风盛，加白鲜皮、地肤子；血热而红肿，加丹皮、赤芍；大便不通，加大黄、芒硝；症见尿痛、尿血，可酌加石韦、大蓟、荠菜花等。

**2. 小青龙汤**

小青龙汤是解表剂中的辛温解表方。

功用：解表散寒，温肺化饮。

主治：外寒里饮证。本节用于溢饮。

加减：表寒外束，内有郁热，伴有发热、烦躁、苔白而兼黄，加石膏以清泄内热；若表寒之象已不著者，改用大青龙汤以发表清里；水饮内聚而见肢体浮肿明显、尿少者，可配茯苓、猪苓、泽泻；饮邪犯肺、喘息痰鸣不得卧者，加杏仁、射干、葶苈子。

**3. 甘露消毒丹**

功用：宣肺解表，清热化湿。

主治：本节用于手足口病。

加减：恶心呕吐，加苏梗、竹茹；泄泻，加泽泻、薏苡仁；高热，加葛根、柴胡；肌肤痒甚，加蝉蜕、白鲜皮。

# 第二节　脾肺气虚证

脾肺气虚证是指脾肺两脏气虚，以咳嗽、气喘、咳痰、食少、腹胀、便溏等为主要表现的虚弱证候，又称脾肺两虚证，或肺脾两虚证。

【临床表现】食欲不振，食少，腹胀，便溏，久咳不止，气短而喘，咳痰清稀，面部虚浮，下肢微肿，少气懒言，神疲乏力，面白无华。舌淡，苔白滑，脉弱。

【证机概要】多因久病咳喘，耗伤肺气，子病及母，影响脾气；或饮食不节，脾胃受损，土不生金，累及于肺所致。

久病咳喘，肺气虚损，呼吸功能减弱，宣降失职，气逆于上则咳嗽不已，气短而喘；肺气虚，不能输布水津，聚湿生痰，故咳痰清稀；脾气虚，运化失职，则食欲不振，食少，腹胀，便溏；脾虚不能运化水液，水气泛溢肌肤则面部虚浮，下肢微肿；气虚全身脏腑功能活动减退，故少气懒言，神疲乏力；气虚运血无力，面部失养则面白无华。舌淡、苔白滑、脉弱为气虚之征。

本证以咳嗽、气喘、咳痰、食少、腹胀、便溏与气虚症状共见为辨证的主要依据。

### 1. 便秘（气虚秘）

【临床表现】大便并不干硬，虽有便意，但排便困难，用力努挣则汗出短气，便后乏力，面白神疲，肢倦懒言。舌淡苔白，脉弱。

【证机概要】脾肺气虚，传导无力。

【治法】益气润肠。

【方药】黄芪汤加减。

本方补益脾肺，润肠通便，适用于脾肺气虚、大肠传导无力、糟粕内停所致便秘。

方中黄芪补脾肺之气；麻仁、白蜜润肠通便；陈皮理气。

若乏力汗出者，可加白术、党参以助补中益气；若排便困难、腹部坠胀者，可合用补中益气汤升提阳气；若气息低微、懒言少动者，可加用生脉散补肺益气；若肢倦腰酸者，可用大

补元煎滋补肾气；若脘腹痞满、舌苔白腻者，可加白扁豆、生薏苡仁健脾祛湿；若脘胀纳少者，可加炒麦芽、砂仁以和胃消导。

### 2. 小儿哮喘——缓解期（肺脾气虚）

哮喘是小儿时期的常见肺系疾病，是一种反复发作的痰鸣气喘疾病。本病包括了西医学所称的喘息性支气管炎、支气管哮喘。

《中医儿科学》分为发作期（寒性哮喘、热性哮喘、外寒内热、肺实肾虚）和缓解期（肺脾气虚、脾肾阳虚、肺肾阴虚）。

【临床表现】反复感冒，气短自汗，咳嗽无力，神疲懒言，形瘦纳差，面白少华，便溏。舌质淡，苔薄白，脉细弱。

【证机概要】肺气虚而卫表不固，脾气虚而运化失健。

【治法】健脾益气，补肺固表。

【方药】人参五味子汤合玉屏风散加减。

方中人参、五味子补气敛肺；茯苓、白术健脾补气；黄芪、防风益气固表；百部、橘红化痰止咳。

汗出甚，加煅龙骨、煅牡蛎固涩止汗；痰多，加半夏、桔梗、僵蚕化痰；纳谷不香，加焦神曲、炒谷芽、焦山楂消食助运；腹胀，加木香、枳壳、槟榔理气降气；便溏，加怀山药、炒白扁豆健脾化湿。

### 3. 遗尿（肺脾气虚）

遗尿又称尿床，是指3周岁以上的小儿睡中小便自遗、醒后方觉的一种病证。

《中医儿科学》分为肺脾气虚、肾气不足和心肾失交证。

【临床表现】夜间遗尿，日间尿频而量多，经常感冒，面色少华，神疲乏力，食欲不振，大便溏薄。舌质淡红，苔薄白，脉沉无力。

【证机概要】肺气不足而膀胱不摄，即上虚不能制下。

【治法】补肺益脾，固涩膀胱。

【方药】补中益气汤合缩泉丸加减。

方中党参、黄芪、白术、甘草补气；陈皮理气；当归养血；升麻、柴胡升提中气；益智仁、山药、乌药温脾固涩。肺脾之气得补、膀胱之气得固则遗尿可愈。

寐深者，加炙麻黄、石菖蒲宣肺醒神；兼有里热者，加焦山栀清其心火；纳呆者，加焦山楂、焦神曲开胃消食。

### 4. 咳嗽（肺脾气虚）

咳嗽是小儿常见的一种肺系病证。有声无痰为咳，有痰无声为嗽，有声有痰谓之咳嗽。本病相当于西医学所称的气管炎、支气管炎。

《中医儿科学》分为外感咳嗽（风寒咳嗽、风热咳嗽）和内伤咳嗽（痰热咳嗽、痰湿咳嗽、气虚咳嗽、阴虚咳嗽）。

【临床表现】咳而无力，痰白清稀，面色苍白，气短懒言，语声低微，自汗畏寒。舌淡嫩，边有齿痕，脉细无力。

【证机概要】痰湿久咳，肺脾气虚。

【治法】健脾补肺，益气化痰。

【方药】六君子汤加味。

方中党参健脾益气；白术、茯苓健脾化湿；陈皮、半夏燥湿化痰；百部、炙紫菀宣肺止咳；甘草调和诸药。

气虚重，加黄芪、黄精益气补虚；咳重痰多，加杏仁、川贝母、炙枇杷叶化痰止咳；食少纳呆，加焦山楂、焦神曲和胃消食。

### 5. 鼻窒（肺脾气虚）

鼻窒是指以经常性鼻塞为主要特征的慢性鼻病。本病任何年龄均可发生。西医学的慢性鼻炎等疾病可参考本病进行辨证论治。

《中医耳鼻咽喉科学》分为肺经蕴热、壅塞鼻窍证；肺脾气虚、邪滞鼻窍证；邪毒久留、血瘀鼻窍证。

【临床表现】鼻塞时轻时重，或呈交替性，涕白而黏，遇寒冷时症状加重。可伴有倦怠乏力，少气懒言，恶风自汗，咳嗽痰稀，易患感冒，纳差便溏，头重头昏。舌淡苔白，脉浮无力或缓弱。检查见鼻黏膜及鼻甲淡红肿胀。

【证机概要】肺脾气虚，卫外不固，邪滞鼻窍。

【治法】补益肺脾，散邪通窍。

【方药】①肺气虚为主者，可选用温肺止流丹加减。

方中细辛、荆芥疏风散寒；人参、甘草、诃子补肺敛气；桔梗、鱼脑石散结除涕；加五味子、白术、黄芪以补气益肺脾。

②若脾气虚为主，可用补中益气汤加减，以健脾益气，升阳通窍；易患感冒或遇风冷则鼻塞加重者，可合用玉屏风散以益气固表。

### 6. 喉喑（肺脾气虚）

喉喑是指以声音嘶哑为主要特征的喉部疾病。西医学中喉的急慢性炎症性疾病、喉肌无力、声带麻痹等可参考本病进行辨证论治。

《中医耳鼻咽喉科学》分为风寒袭肺、风热犯肺、痰热壅肺、肺肾阴虚、肺脾气虚和血瘀痰凝等证。

【临床表现】声嘶日久，语音低沉，高音费力，不能持久，劳则加重，上午症状明显。可兼有少气懒言、倦怠乏力、纳呆便溏、面色萎黄等症。舌体胖有齿痕，苔白，脉细弱。检查见喉黏膜色淡不红，声带肿胀或不肿胀，松弛无力，声门闭合不全。

【证机概要】肺脾气虚，无力鼓动声门。

【治法】补益肺脾，益气开音。

【方药】补中益气汤加减。

可加生诃子收敛肺气，利喉开音；加石菖蒲通窍开音；若声带肿胀、湿重痰多者，可加半夏、茯苓、白扁豆燥湿除痰，消肿开音。

### 7. 哮病（肺脾气虚）

哮病是指气痰交阻而致的以发作性痰鸣气喘为主症的肺系急症。临床主要表现为哮鸣有声，气促胸闷，甚则喘息不能平卧。

本病四季均可发病，但以冬、春季多见。西医学的支气管哮喘、喘息性支气管炎等可参照本病进行施治。

《中医急诊学》分为实证（寒哮、热哮）和虚证。

《中医内科学》分为发作期（冷哮证、热哮证、寒包热哮证、风痰哮证、虚哮证）和缓解期（肺脾气虚证、肺肾两虚证）。

【临床表现】气促胸闷，喉中哮鸣有声，痰少或痰多，无力咳出，倦怠乏力，神疲自汗，纳谷不香，大小便不通。舌淡胖有齿痕，苔白，脉濡滑。

【证机概要】肺脾亏虚，痰浊中阻。

【治法】健脾益肺，化痰平喘。

【方药】四君子汤合三子养亲汤加减。

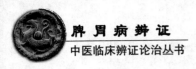

舌暗，加丹参、桃仁；哮剧，加川厚朴、杏仁、紫石英；痰多，加猴枣散。

可配用固本咳喘片、温阳片、百路达（银杏叶片）、十味龙胆花颗粒、恒制咳喘胶囊、金荞麦片、青石冲剂、黄芪注射液和鱼腥草注射液等。

针刺定喘、天突、肺俞、内关、足三里、丰隆，用补法。发作时可先针定喘，用震颤手法并适当留针。

《中医内科学》在缓解期，治法健脾益气，补土生金。代表方六君子汤加减。表虚自汗，加炙黄芪、浮小麦、大枣；怕冷、畏风、易感冒，加桂枝、白芍、附片；痰多，加前胡、杏仁。

### 8. 反复呼吸道感染（肺脾两虚，气血不足）

感冒、扁桃体炎、支气管炎、肺炎等呼吸道疾病是小儿常见病，若在一段时间内反复感染发病即称为反复呼吸道感染。

《中医儿科学》分为营卫失和、邪毒留恋；肺脾两虚、气血不足；肾虚骨弱、精血失充证。

【临床表现】屡受外邪，咳喘迁延不已，或愈后又作，面黄少华，厌食，或恣食肥甘生冷，肌肉松弛，或大便溏薄，咳嗽多汗，唇口色淡。舌质淡红，脉数无力，指纹淡。

【证机概要】后天失调，喂养不当，乏乳早断。小儿肺脾两虚，日久生化乏源，宗气不足，卫外不固。

【治法】健脾益气，补肺固表。

【方药】玉屏风散加味。

方中黄芪补气固表；白术、党参、山药健脾益气；牡蛎敛表止汗；陈皮健脾化痰；防风祛风邪。全方补中有疏，散中寓补。

余邪未清，可加大青叶、黄芩、连翘清其余热；汗多，加稽豆衣、五味子固表止汗；纳少厌食，加鸡内金、炒谷芽、生山楂开胃消食；便溏，加炒苡仁、茯苓健脾化湿；便秘积滞，加生大黄、枳壳导滞消积。

### 9. 肺痨（肺脾两虚）

肺痨是具有传染性的慢性虚弱疾患，以咳嗽、咯血、潮热、盗汗及身体逐渐消瘦为主要临床特征。本病相当于西医学的肺结核。若因肺外结核引起的劳损也可参照本节辨证论治。

《中医内科学》分为肺阴亏损、虚火灼肺、气阴耗伤和阴阳虚损证。

【临床表现】咳嗽无力，气短声低，咳痰清稀色白，量较多，偶或夹血，或咯血，血色淡红，午后潮热，伴有畏风、怕冷，自汗与盗汗可并见，纳少神疲，便溏，面色㿠白，颧红。舌质光淡，边有齿印，苔薄，脉细弱而数。

【证机概要】阴伤气耗，肺脾两虚，肺气不清，脾虚不健。

【治法】益气养阴。

【方药】保真汤或参苓白术散加减。

前方补气养阴，兼清虚热，主治肺脾气阴耗伤，形瘦体倦，咳而短气，劳热骨蒸等；后方健脾补气，培土生金，主治食少腹胀，便溏，短气，面浮，咳痰清稀等。

方中党参、黄芪、白术、甘草、山药补肺益脾，培土生金；北沙参、麦冬滋养肺阴；地黄、阿胶、五味子、冬虫夏草滋肾水，润肺燥；白及、百合补肺止咳，抗痨杀虫；紫菀、冬花、苏子温润肺金，止咳化痰。

若夹有湿痰者，可加姜半夏、橘红、茯苓等燥湿化痰；咯

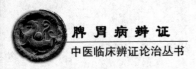

血量多者，可加山萸肉、仙鹤草、煅龙牡、参三七等，配合补气药，补气摄血；若见劳热、自汗、恶风者，可宗甘温除热之意，取桂枝、白芍、红枣，配合党参、黄芪、炙甘草等和营气，固卫表；兼有骨蒸盗汗等阴伤症状者，酌加鳖甲、牡蛎、乌梅、地骨皮、银柴胡等益阴清热除蒸；如纳少腹胀，大便溏薄者，加白扁豆、薏苡仁、莲肉、橘白等健脾之品，忌用地黄、麦冬、阿胶等过于滋腻的药物。

### 10. 百日咳——恢复期（脾虚伤肺）

百日咳是小儿时期感受百日咳时邪（百日咳杆菌）引起的肺系传染病，临床以阵发性痉挛性咳嗽和痉咳末伴有较长的鸡鸣样吸气性吼声为特征。

《中医儿科学》分为邪犯肺卫（初咳期）、痰火阻肺（痉咳期）和气阴耗伤（恢复期）。

【临床表现】痉咳缓解，咳嗽逐渐减轻，仍有干咳无痰，或痰少而稠，声音嘶哑，伴低热，午后颧红，烦躁，夜寐不宁，盗汗，口干，舌红，苔少或无苔，脉细数。或表现为咳声无力，痰白清稀，神倦乏力，气短懒言，纳差食少，自汗或盗汗，大便不实，舌淡，苔薄白，脉细弱。

【证机概要】病程日久伤及肺阴，脾气素虚，肺气不足。

【治法】养阴润肺，益气健脾。

【方药】①肺阴亏虚证用沙参麦冬汤加减。

方中沙参、麦冬、玉竹、石斛润肺养阴；桑叶、天花粉、炙款冬花、川贝母润肺止咳；芦根、甘草生津利咽。

咳嗽时作，加桔梗、杏仁宣肺止咳；干咳无痰，加百合、阿胶、生地润肺止咳；盗汗甚者，加地骨皮、浮小麦、牡蛎清热敛汗；声音嘶哑者，加木蝴蝶、胖大海、凤凰衣清咽开音；

大便干结者，加麻仁、全瓜蒌润燥通便。

②肺脾气虚证用人参五味子汤加减。

方中党参、茯苓、白术、甘草、生姜、红枣健脾养胃；五味子敛肺纳气；百部、白前宣肺止咳。

痰稀量多，加半夏、陈皮燥湿化痰；咳嗽不止，加川贝母、炙款冬花化痰止咳；不思饮食者，加砂仁、神曲、鸡内金助运开胃。

### 11. 肾病综合征（肺脾气虚）

肾病综合征（简称肾病）是一组由多种病因引起的临床证候群，以大量蛋白尿、低蛋白血症、高脂血症及不同程度的水肿为主要特征。

《中医儿科学》将肾病综合征分为本证（肺脾气虚、脾肾阳虚、肝肾阴虚、气阴两虚）和标证（外感风邪、水湿、湿热、血瘀、湿浊）。

【临床表现】全身浮肿，面目为著，小便减少，面白身重，气短乏力，纳呆便溏，自汗出，易感冒，或上气喘息，咳嗽。舌淡胖，脉虚弱。

【证机概要】肺脾气虚，水湿内停。多见于病程的早期或激素维持治疗阶段。

【治法】益气健脾，宣肺利水。

【方药】防己黄芪汤合五苓散加减。

方中黄芪、白术益气健脾；茯苓、泽泻、猪苓、车前子健脾利水；桂枝、防己宣肺通阳利水。

浮肿明显，加五皮饮，如生姜皮、陈皮、大腹皮以利水行气；伴上气喘息、咳嗽者，加麻黄、杏仁、桔梗宣肺止咳；常自汗出而易感冒者，重用黄芪，加防风、牡蛎，取玉屏风散之

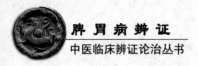

意，益气固表；若同时伴有腰背酸痛，多为肾气虚之征，加五味子、菟丝子、肉苁蓉等以滋肾气。

**12. 金疳（肺脾亏虚）**

金疳是指白睛表层生玉粒样小疱，周围绕以赤脉，自觉涩痛不适为主要表现的眼病，又名金疮。本病以单眼发病为多，亦有双眼发病者。本病相当于西医学之泡性结膜炎。

《中医眼科学》分为肺经燥热、肺阴不足和肺脾亏虚证。

【临床表现】白睛上小疱，周围赤脉轻微，日久难愈，或反复发作；疲乏无力，食欲不振，腹胀不舒。舌质淡，苔薄白，脉细无力。

【证机概要】病程日久，肺脾两虚。

【治法】益气健脾。

【方药】参苓白术散加减。

酌加桑白皮、赤芍以缓目赤，止目痛。

**13. 佝偻病（肺脾气虚）**

佝偻病全称为维生素 D 缺乏性佝偻病，是由于儿童体内维生素 D 不足，致使钙磷代谢失常的一种慢性营养性疾病，以正在生长的骨骺端软骨板不能正常钙化，造成骨骼病变为特征。

《中医儿科学》分为肺脾气虚、脾虚肝旺和肾精亏损证。

【临床表现】初期多以非特异性神经精神症状为主，多汗夜惊，烦躁不安，发稀枕秃，囟门开大，伴有轻度骨骼改变，或形体虚胖，肌肉松弛，大便不实，食欲不振，反复感冒。舌质淡，苔薄白，脉软无力。

【证机概要】脾虚为本，脾虚及肺。

【治法】健脾益气，补肺固表。

【方药】人参五味子汤加减。

方中黄芪健脾补肺益气；党参、白术、茯苓、甘草健脾益气；五味子、酸枣仁、煅牡蛎敛表止汗安神；陈皮、神曲调脾助运。

湿重者，白术易苍术以燥湿助运；汗多者，加浮小麦、糯稻根敛表止汗；夜惊烦躁者，酌加煅龙骨、合欢皮、夜交藤养心安神；大便不实，加山药、白扁豆以健脾助运。

# 小　　结

脾肺气虚证是指脾肺两脏气虚，以咳嗽、气喘、咳痰、食少、腹胀、便溏等为主要表现的虚弱证候，又称脾肺两虚证，或肺脾两虚证。

## （一）脾肺气虚涉及的病证

脾肺气虚涉及的病证有气虚秘、小儿哮喘（缓解期）、遗尿、咳嗽、鼻窒、喉喑、哮病、肾病综合征、佝偻病；以及肺脾两虚的反复呼吸道感染、肺痨，脾虚伤肺的百日咳（恢复期）和肺脾亏虚的金疮等。

## （二）临床表现

### 1. 主症

以肺虚为主者，多有咳、喘等表现，表现为咳喘迁延不已，或愈后又作，咳嗽无力，气短声低，咳痰清稀色白，量较多或痰少而稠，有时有声音嘶哑、反复感冒等现象。以脾虚为主者，亦有相应表现。

### 2. 兼症

以肺虚症状为主者，兼神疲懒言、语声低微、形瘦纳差、面白少华、纳呆便溏等脾虚表现。以脾虚表现为主者，可伴有

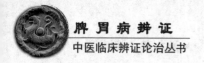

经常感冒、咳嗽多汗，或上气喘息、咳嗽等肺虚症状。

### （三）舌象与脉象

**1. 舌象**

舌质淡或淡红，苔薄白、白，舌体胖，有齿痕。

**2. 脉象**

脉弱、细弱、虚弱、细无力、软无力、沉无力，或细数、濡滑、缓弱等，小儿指纹淡。

### （四）代表方

代表方有四君子汤、六君子汤、补中益气汤、玉屏风散、参苓白术散，均为补益剂中的补气方。

**1. 四君子汤**

功用：益气健脾。

主治：肺胃气虚证。本节合具有清肺化痰、降气消食的三子养亲汤，用于肺脾气虚的哮病。

**2. 六君子汤**

此方为四君子汤加陈皮、半夏，另加生姜、大枣而成。

功用：益气健脾，燥湿化痰。

主治：脾胃气虚兼痰湿证。本节用于肺脾气虚的咳嗽和小儿哮喘的缓解期。

**3. 补中益气汤**

功用：补中益气，升阳举陷。

主治：脾虚气陷证和气虚发热证。本节用于肺脾气虚的喉喑和鼻窒；合缩泉丸用于肺脾气虚的遗尿。

**4. 玉屏风散**

功用：益气固表止汗。

主治：表虚自汗及虚人腠理不固，易感风邪者。本节用于肺脾两虚的反复呼吸道感染；合人参五味子汤用于小儿哮喘的缓解期。

**5. 参苓白术散**

功用：益气健脾，培土生金。

主治：脾虚湿盛证。本节用于肺脾亏虚的金疮和肺痨。

加减：肺痨夹有湿痰者，加姜半夏、橘红、茯苓；咯血量多，加山萸肉、仙鹤草、煅龙牡、参三七；若见劳热、自汗、恶风者，加桂枝、白芍、红枣；兼有骨蒸盗汗等阴伤症状者，酌加鳖甲、牡蛎、乌梅、地骨皮、银柴胡；纳少腹胀、大便溏薄者，加白扁豆、薏苡仁、莲肉、橘白，忌用地黄、麦冬、阿胶。

**6. 保真汤。**

功用：补气养阴，兼清虚热。

主治：肺脾气阴耗伤，形瘦体倦，咳而短气，劳热骨蒸等。本节用于肺脾两虚的肺痨。

**7. 人参五味子汤**

《幼幼集成》中的人参五味子汤为四君子汤加五味子、麦冬，另加姜枣。用治久咳脾虚。《圣惠方》中的人参五味子汤除补气外，还有滋阴清热、调理肺气的作用。主治虚劳气血两虚。本节的人参五味子汤与上两方不同，根据病情加减，用于脾肺气虚的百日咳恢复期和佝偻病，合玉屏风散用于缓解期肺脾气虚的小儿哮喘。

**8. 温肺止流丹**

功用：补益肺脾，散邪通窍。

主治：肺气虚寒，鼻流清涕，经年不愈，本节用于肺气虚为主的鼻窒。

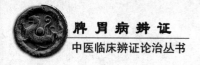

**9. 补中益气汤合缩泉丸**

功用：补肺益脾，固摄膀胱。

主治：本节用于肺脾气虚的遗尿。缩泉丸为治疗小便频数的方剂。

**10. 防己黄芪汤**

祛湿剂中的利水渗湿方。

功用：益气祛风，健脾利水。

主治：表虚不固的风水或风湿证。本节合五苓散，用于肺脾气虚的肾病综合征。

# 第七章　肝脾与肝胃病

## 第一节　肝脾实证

肝脾实证是指肝脾瘀结、肝脾湿热、脾经风湿、脾病及肝等引起肝脾同病的病证。

**1. 鼓胀（肝脾瘀结）**

鼓胀是指腹部胀大如鼓的一类病证，临床以腹大胀满、绷急如鼓、皮色苍黄、脉络显露为特征，故名鼓胀。本病类似西医学所指的肝硬化腹水。其他疾病出现的腹水，符合鼓胀特征者亦可参照本节内容辨证论治，同时结合辨病处理。

《中医内科学》分为气滞湿阻、水湿困脾、水热蕴结、瘀结水留（肝脾瘀结，水气停留）、阳虚水盛和阴虚水停证。

【临床表现】脘腹坚满，青筋显露，胁下癥结，痛如针刺，面色晦暗黧黑，或见赤丝血缕，面、颈、胸、臂出现血痣或蟹爪纹，口干不欲饮水，或见大便色黑。舌质紫黯或有紫斑，脉细涩。

【证机概要】肝脾瘀结，络脉滞涩，水气停留。

【治法】活血化瘀，行气利水。

【方药】调营饮加减。

本方活血化瘀，行气利水，适用于瘀血阻滞、水湿内停之

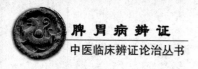

肿胀。

方中当归、赤芍、桃仁、三棱、莪术、鳖甲化瘀散结；大腹皮行气消胀；马鞭草、益母草、泽兰、泽泻、赤茯苓化瘀利水。

胁下癥积肿大明显，可选加穿山甲、地鳖虫、牡蛎，或配合鳖甲煎丸内服，以化瘀消癥；如病久体虚，气血不足，或攻逐之后正气受损，宜用八珍汤或人参养营汤等补气养血；如大便色黑，可加参三七、茜草、侧柏叶等化瘀止血；如病势恶化，大量吐血、下血，或出现神志昏迷等危象，当辨阴阳之衰脱而急救之。

**2. 丹毒（肝脾湿火）**

丹毒是患部皮肤突然发红成片、色如涂丹的急性感染性疾病。本病西医学也称丹毒。

《中医外科学》分为风热毒蕴、肝脾湿火、湿热毒蕴和胎火毒蕴等证。

【临床表现】发于胸腹腰胯部，皮肤红肿蔓延，摸之灼手，肿胀疼痛；伴口干且苦。舌红，苔黄腻，脉弦滑数。

【证机概要】肝脾湿热，蕴积肌肤。

【治法】清肝泻火利湿。

【方药】柴胡清肝汤合龙胆泻肝汤。

前方清肝解郁，用于痈疽疮疡，由肝火而成者。后方清肝火，利湿热，用于肝胆实火湿热所致的乳头破损、阴肿、囊痈、耳脓等症。或化斑解毒汤，用治三焦风热上攻而致的火丹。

《中医急诊学》把发于下肢或胁下、腰胯的丹毒，称为毒蕴肝脾证，除用龙胆泻肝汤外，发于下肢者合用草薢渗湿汤，中成药清开灵注射液。外敷用如意金黄散或玉露散。

**3. 风赤疮痍（肝脾毒热）**

风赤疮痍是指胞睑皮肤红赤如朱，灼热疼痛，起水疱或脓疱，甚至溃烂的眼病。

本病相当于西医学的病毒性睑皮炎，常见的有单纯疱疹病毒性睑皮炎和带状疱疹病毒性睑皮炎。

《中医眼科学》分为脾经风热、风火上攻、风湿热毒和肝脾毒热等证。

【临床表现】胞睑红赤痒痛，水疱、脓疱簇生，患眼磣涩疼痛，畏光流泪，抱轮红赤或白睛混赤，黑睛生星翳或黑睛生翳溃烂；全身可见头痛发热，口苦，溲黄便结。舌红，苔黄，脉弦数。

【证机概要】脾经风湿热毒内壅，土盛侮木，脾病及肝，肝脾同病。

【治法】清热除湿，散邪退翳。

【方药】龙胆泻肝汤。

本方清肝火，利湿热，用于肝胆实火湿热所致的乳头破损、阴肿、囊痈、耳脓等症。

可于方中加地肤子、白鲜皮、金银花、防风以助疏风散邪。

## 小　　结

肝脾实证是指肝脾瘀结、肝脾湿热、脾经风湿、脾病及肝等引起肝脾同病的病证。

### （一）肝脾实证涉及的病证

肝脾实证涉及的病证有肝脾瘀结的鼓胀、肝脾湿火的丹毒

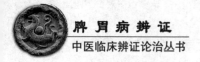

和肝脾毒热的风赤疮痍。

## （二）临床表现

### 1. 主症

病变部位不同，其临床表现也不相同。鼓胀表现为青筋显露，胁下癥结，痛如针刺。丹毒表现为患部皮肤突然发红成片、色如涂丹，皮肤红肿蔓延，摸之灼手，肿胀疼痛。风赤疮痍表现为胞睑皮肤红赤如朱，灼热疼痛，起水疱或脓疱。

### 2. 兼症

鼓胀伴有面色晦暗黧黑，或见赤丝血缕，面、颈、胸、臂出现血痣或蟹爪纹。丹毒可伴口干且苦。风赤疮痍可见头痛发热，口苦，溲黄便结。

## （三）舌象与脉象

### 1. 舌象

瘀血则舌质紫黯或有紫斑，湿热则舌红，苔黄或黄腻。

### 2. 脉象

瘀血则脉细涩，湿热则脉弦数或弦滑数。

## （四）代表方

### 1. 调营饮

功用：活血化瘀，行气利水。

主治：肝脾瘀结的鼓胀。

加减：胁下癥积肿大明显，选加穿山甲、地鳖虫、牡蛎，或配合鳖甲煎丸内服；病久体虚，气血不足，或攻逐之后，正气受损，宜用八珍汤或人参养营汤；大便色黑，可加参三七、茜草、侧柏叶。

**2. 柴胡清肝汤**

功用：清肝泻火利湿。

主治：肝脾湿火的丹毒。

**3. 龙胆泻肝汤**

功用：清热除湿，散邪退翳。

主治：肝脾毒热的风赤疮痍。《中医急诊学》将发于下肢或胁下、腰胯的丹毒，称为毒蕴肝脾证，用龙胆泻肝汤合萆薢渗湿汤，用于丹毒发于下肢者。

加减：酌加地肤子、白鲜皮、金银花、防风。

# 第二节　肝气犯胃证

肝气犯胃证是指肝气郁结、胃失和降，以脘胁胀痛嗳气、吞酸、情绪抑郁等为主要表现的证候，又称肝胃气滞证，肝胃不和证。

【临床表现】胃脘、胁肋胀满疼痛，走窜不定，嗳气，吞酸嘈杂，呃逆，不思饮食，情绪抑郁，善太息，或烦躁易怒。舌淡红，苔薄黄，脉弦。

【证机概要】多因情志不舒，肝气郁结，横逆犯胃，胃失和降所致。

情志不遂，肝失疏泄，肝气横逆犯胃，胃气郁滞则胃脘、胸胁胀满疼痛，走窜不定；胃气上逆而见呃逆、嗳气；肝失条达，情志失调则精神抑郁，善太息；气郁化火，肝性失柔则烦躁易怒；木郁作酸，肝气犯胃则吞酸嘈杂；胃不受纳，则不思饮食；苔薄白、脉弦为肝气郁结之象；若气郁化火则舌红苔薄黄，脉弦数。

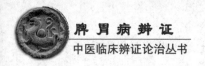
本证以脘胁胀痛、嗳气、吞酸、情绪抑郁为辨证的主要依据。

**1. 痞满（肝胃不和）**

痞满是指以自觉心下痞塞、胸膈胀满、触之无形、按之柔软、压之无痛为主要症状的病证。根据部位，痞满可分为胸痞、心下痞等。心下即胃脘部。本节主要讨论以胃脘部出现上述症状的痞满，又可称胃痞。

根据痞满的临床表现，西医学的慢性胃炎（包括浅表性胃炎和萎缩性胃炎）、功能性消化不良、胃下垂等疾病，若以上腹胀满不舒为主症时可参照本节内容辨证论治。

《中医内科学》分为实痞和虚痞。实痞又分饮食内停、痰湿中阻（阻脾）、湿热阻胃和肝胃不和证。虚痞分为脾胃虚弱和胃阴不足证。

【临床表现】脘腹痞闷，胸胁胀满，心烦易怒，善太息，呕恶嗳气，或吐苦水，大便不爽。舌质淡红，苔薄白，脉弦。

【证机概要】肝气犯胃，胃气郁滞。

【治法】疏肝解郁，和胃消痞。

【方药】越鞠丸合枳术丸加减。

前者长于疏肝解郁，善解气、血、痰、火、湿、食六郁。后者消补兼施，长于健脾消痞，合用能增强行气消痞功效，适用于胃脘胀满连及胸胁，郁怒心烦之痞满者。

方中香附、川芎疏肝散结，行气活血；苍术、神曲燥湿健脾，消食化滞；栀子泻火解郁；枳实行气消痞；白术健脾益胃；荷叶生养胃气。

若气郁明显、胀满较甚者，酌加柴胡、郁金、厚朴等，或用五磨饮子加减以理气导滞消胀；郁而化火、口苦而干者，可

加黄连、黄芩泻火解郁；呕恶明显者，加制半夏、生姜和胃止呕；嗳气甚者，加竹茹、沉香和胃降气

**2. 胃痛（肝气犯胃）**

胃痛又称胃脘痛，是以上腹胃脘部近心窝处疼痛为主症的病证。

现代西医学中的急性胃炎、慢性胃炎、胃溃疡、十二指肠溃疡、功能性消化不良、胃黏膜脱垂等病以上腹部疼痛为主要症状者，属于中医学胃痛范畴均可参考本节进行辨证论治，必要时结合辨病处理。

《中医内科学》分为寒邪客胃、饮食伤胃、肝气犯胃、湿热中阻、瘀血停胃、胃阴亏耗和脾胃虚寒证。

【临床表现】胃脘胀痛，痛连两胁，遇烦恼则痛作或痛甚，嗳气、矢气则痛舒，胸闷嗳气，喜长叹息，大便不畅。舌苔多薄白，脉弦。

【证机概要】肝气郁结，横逆犯胃，胃气阻滞。

【治法】疏肝解郁，理气止痛。

【方药】柴胡疏肝散加减。

本方疏肝理气，用于胃痛胀闷、攻撑连胁之证。

方中柴胡、芍药、川芎、郁金、香附疏肝解郁；陈皮、枳壳、佛手、甘草理气和中。

胃痛较甚者，可加川楝子、延胡索以增强理气止痛之力；嗳气较频，可加沉香、旋覆花以顺气降逆；泛酸，加乌贼骨、煅瓦楞子制酸和胃；痛势急迫，嘈杂吐酸，口干口苦，舌红苔黄，脉弦或数属肝胃郁热之证，改用化肝煎或丹栀逍遥散加黄连、吴茱萸以疏肝泄热和胃。

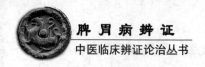

### 3. 呕吐（肝气犯胃）

呕吐是指胃失和降，气逆于上，迫使胃中之物从口中吐出的一种病证。

呕吐可以出现于西医学的多种疾病之中。当以呕吐为主要表现时可参考本节辨证论治，同时结合辨病处理。

《中医内科学》分为实证（外邪犯胃、食滞内停、痰饮内阻、肝气犯胃）和虚证（脾胃气虚、脾胃阳虚、胃阴不足）。

【临床表现】呕吐吞酸，嗳气频繁，胸胁胀痛。舌质红，苔薄腻，脉弦。

【证机概要】肝气不疏，横逆犯胃，胃失和降。

【治法】疏肝理气，和胃降逆。

【方药】四七汤加减。

本方理气宽中，和胃降逆止呕，适用于因肝气郁结、气逆犯胃的呕吐。

方中苏叶、厚朴理气宽中；半夏、生姜、茯苓、大枣和胃降逆止呕。

若胸胁胀满疼痛较甚，加川楝子、郁金、香附、柴胡疏肝解郁；如呕吐酸水，心烦口渴，宜清肝和胃，辛开苦降，酌加左金丸及山栀、黄芩等；若兼见胸胁刺痛，或呕吐不止，诸药无效，舌有瘀斑者，可酌加桃仁、红花等活血化瘀。

### 4. 小儿呕吐（肝气犯胃）

本证以呕吐为主症，以消化道功能紊乱症为主。

《中医儿科学》分为乳食积滞、胃热气逆、脾胃虚寒和肝气犯胃等证。

【临床表现】呕吐酸苦，或嗳气频频，每因情志刺激加重，胸胁胀痛，精神郁闷，易怒易哭。舌边红，苔薄腻，脉弦，指纹紫。

【证机概要】肝胆气郁化火，横犯胃腑，胃气上逆。

【治法】疏肝理气，和胃降逆。

【方药】解肝煎加减。

方中白芍缓肝急；苏叶、苏梗疏肝气；砂仁、厚朴调理脾胃气机；陈皮、法半夏降逆止呕。

肝火犯胃致吐，用左金丸合四逆散清肝理气和胃；火郁伤阴，加北沙参、石斛滋养胃阴；呕吐黄苦水，加柴胡、黄芩清利肝胆。

### 5. 吐血（肝火犯胃）

血由胃来，经呕吐而出，血色红或紫黯，常夹有食物残渣称为吐血，亦称为呕血。

吐血主要见于上消化道出血，其中以消化性溃疡出血及肝硬化所致的食管、胃底静脉曲张破裂最多见；其次见于食管炎，急、慢性胃炎，胃黏膜脱垂症等，以及某些全身性疾病（如血液病、尿毒症、应激性溃疡）引起的出血。

《中医内科学》将吐血归于血证内，分为胃热壅盛、肝火犯胃和气虚血溢证。

【临床表现】吐血色红或紫黯，口苦胁痛，心烦易怒，寐少梦多。舌质红绛，脉弦数。

【证机概要】肝火横逆，胃络损伤。

【治法】泻肝清火，凉血止血。

【方药】龙胆泻肝汤加减。

本方清肝泻火，清利湿热，适用于肝火犯胃的吐血。

方中龙胆草、柴胡、黄芩、栀子清肝泻火；泽泻、木通、车前子清热利湿；生地、当归滋阴养血；白茅根、藕节、旱莲

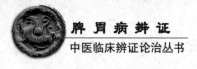

草、茜草凉血止血。

胁痛甚者，加郁金、制香附理气活络定痛；血热妄行，吐血量多，加犀角（水牛角代）、赤芍清热凉血止血。

### 6. 恶阻（肝胃不和）

妊娠早期出现恶心呕吐，头晕倦怠，甚至食入即吐者，称为"恶阻"。西医学的妊娠呕吐可参照本病辨证论治。

【临床表现】妊娠早期恶心，呕吐酸水或苦水，恶闻油腻，烦渴，口干口苦，头胀而晕，胸满胁痛，嗳气叹息。舌淡红，苔微黄，脉弦滑。

【证机概要】素体肝旺，孕后肝失血养，肝火上逆犯胃，胃失和降。

【治法】清肝和胃，降逆止呕。

【方药】橘皮竹茹汤，或苏叶黄连汤加姜半夏、枇杷叶、竹茹、乌梅。原方治胃虚有热、气逆上冲之哕逆。

方中橘皮理气和胃，降逆止呕，合竹茹清热安中；人参补中益气，与橘皮合用使行中有补；生姜和胃止呕，与竹茹配合清中有温；甘草、大枣益气和胃。全方使肝胃得和，肝热自除，则呕吐自平。常加枇杷叶、白芍、柿蒂增强清肝柔肝、和胃降逆止呕之功。

经治未愈，呕吐剧烈，持续日久，变为干呕或呕吐苦黄水甚则血水，精神萎靡，形体消瘦，眼眶下陷，双目无神，四肢乏力，或发热口渴，尿少便秘，唇舌干燥，舌质红，苔薄黄而干或光剥，脉细滑数无力，此乃气阴两虚之象。治宜益气养阴，和胃止呕。方用生脉散合增液汤。

恶阻重症经以上治疗仍无明显好转，当中西医结合治疗。

**7. 呃逆（肝气犯胃）**

呃逆是指胃气上逆动膈，以气逆上冲、喉间呃声连连，声短而频、难以自制为主要表现的病证。

呃逆相当于西医学中的单纯性膈肌痉挛，其他疾病如胃肠神经官能症、胃炎、胃扩张、胸腹腔肿瘤、肝硬化晚期、脑血管病、尿毒症，以及胸腹手术后等所引起的膈肌痉挛之呃逆均可参考本节辨证论治。

【临床表现】呃逆连声，常因情志不畅而诱发或加重，胸胁满闷，脘腹胀满，嗳气纳减，肠鸣矢气。苔薄白，脉弦。

【证机概要】肝气郁滞，横逆犯胃，胃气上逆。

【治法】顺气解郁，和胃降逆。

【方药】五磨饮子加减。

本方理气宽中。方中木香、乌药解郁顺气；枳壳、沉香、槟榔宽中降气；丁香、代赭石降逆止呕。

肝郁明显者，加川楝子、郁金疏肝解郁；若心烦口苦、气郁化热者，加栀子、黄连泄肝和胃；若气逆痰阻、昏眩恶心者，可用旋覆代赭汤加陈皮、茯苓，以顺气降逆，化痰和胃；若气滞日久成瘀、瘀血内结、胸胁刺痛、久呃不止者，可用血府逐瘀汤加减以活血化瘀。

**8. 郁证（肝气犯胃）**

郁证是由于情志不舒、气机郁滞所致，以心情抑郁、情绪不宁、胸部满闷、胁肋胀痛，或易怒喜哭，或咽中如有异物梗塞等为主要临床表现的一类病证。

郁有广义、狭义之分。广义的郁包括外邪、情志等因素所致的郁在内。狭义的郁即单指情志不舒为病因的郁。明代以后医籍中记载的郁证多单指情志之郁而言。

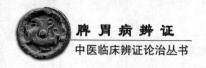

根据郁证的临床表现及其以情志内伤为致病原因的特点，主要见于西医学的神经衰弱、癔症及焦虑症等，也见于围绝经期综合征及反应性精神病。当这些疾病出现郁证的临床表现时，可参考本节辨证论治。

【临床表现】性情急躁易怒，胸胁胀满，口苦而干，或头痛，目赤，耳鸣，或嘈杂吞酸，大便秘结。舌质红，苔黄，脉弦数。

【证机概要】肝郁化火，横逆犯胃。

【治法】疏肝解郁，清肝泻火。

【方药】丹栀逍遥散加减。

本方由逍遥散加丹皮、栀子而成，具有疏肝解郁、清泻肝火的功效，适用于肝郁化火之证。

方中柴胡、薄荷、郁金、制香附疏肝解郁；当归、白芍养血柔肝；白术、茯苓健脾祛湿；丹皮、栀子清肝泻火。

热势较甚，口苦，大便秘结者，可加龙胆草、大黄泄热通腑；肝火犯胃而见胁肋疼痛，口苦，嘈杂吞酸，嗳气，呕吐者，可加黄连、吴茱萸（即左金丸）清肝泻火，降逆止呕；肝火上炎而见头痛、目赤、耳鸣者，加菊花、钩藤、刺蒺藜清热平肝；热盛伤阴，见舌红少苔、脉细数者，去当归、白术、生姜之温燥，酌加生地、麦冬、山药滋阴健脾，或改用滋水清肝饮养阴清火。

### 9. 噎膈（肝郁胃逆）

噎膈是指吞咽食物哽噎不顺，饮食难下，或纳而复出的疾患。噎即噎塞，指吞咽之时哽噎不顺；膈为格拒，指饮食不下。噎虽可单独出现，而又每为膈的前驱表现，故临床往往以噎膈并称。

根据噎膈的临床表现，西医学中的食道癌、贲门癌、贲门痉挛、食道贲门失弛缓症、食管憩室、食道炎、食道狭窄、胃神经官能症等均可参照本节内容辨证论治。

【临床表现】吞咽梗阻，胸膈痞满，甚则疼痛，情志舒畅时稍可减轻，情志抑郁时则加重，嗳气呃逆，呕吐痰涎，口干咽燥，大便艰涩。舌质红，苔薄腻，脉弦滑。

【证机概要】肝气郁结，痰湿交阻，胃气上逆。

【治法】开郁化痰，润燥降气。

【方药】启膈散加减。

本方理气化痰解郁，润燥和胃降逆，适用于肝郁胃逆之噎膈证。

方中郁金、砂仁壳、丹参开郁利气；沙参、贝母润燥化痰；茯苓健脾和中；杵头糠润燥降气；荷叶蒂和胃降逆。

嗳气、呕吐明显者，酌加旋覆花、代赭石，以增降逆和胃之力；泛吐痰涎甚多者，加半夏、陈皮，以加强化痰之功，或含化玉枢丹；大便不通，加生大黄、莱菔子，便通即止，防止伤阴；若心烦口干、气郁化火者，加山豆根、栀子、金果榄以增清热解毒之功效。

### 10. 吐酸

吐酸是指胃中酸水上泛，又称泛酸。若随即咽下称为吞酸，若随即吐出者称为吐酸，可单独出现，但常与胃痛兼见。

《中医内科学》分为热证（肝郁化热犯胃）和寒证（脾胃虚弱，肝气犯胃）。

（1）热证（肝郁化热犯胃）

【临床表现】吞酸时作，嗳腐气秽，胃脘闷胀，两胁胀满，心烦易怒，口干口苦，咽干口渴。舌红，苔黄，脉弦数。

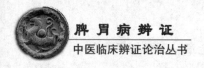

【证机概要】肝郁化热犯胃，胃酸上逆。

【治法】清泄肝火，和胃降逆。

【代表方】左金丸加味。

方中黄连、吴茱萸、黄芩、山栀子清肝泄热；乌贼骨、煅瓦楞子制酸。

（2）寒证（脾胃虚弱，肝气犯胃）

【临床表现】吐酸时作，嗳气酸腐，胸脘胀闷，喜唾涎沫，饮食喜热，四肢不温，大便溏泻。舌淡苔白，脉沉迟。

【治法】温中散寒，和胃制酸。

【代表方】香砂六君子汤加味。

方中党参、白术、云苓健脾益气；木香、砂仁行气和胃；法半夏、陈皮和胃降逆；干姜、吴茱萸温中散寒；甘草调和诸药。

**11. 急性脾心痛（热毒炽盛）**

急性脾心痛是一种比较常见的内科急症，临床以腹痛、恶心、呕吐、发热、黄疸等为主要临床表现。西医学的急性胰腺炎可参照本节内容辨治。

《中医急诊学》分为胆胰湿热和热毒炽盛证。

【临床表现】腹痛加剧，按之痛甚，且出现寒战高热、黄疸以及肌肤紫斑，严重者可发生厥脱。舌质红绛，苔黄燥，脉弦数。

【证机概要】热毒内生，熏灼胆胃，灼伤血络，充斥于体内外。

【治法】清热解毒，佐以通络。

【方药】大承气汤加减。

高热不退，加服安脑丸或安宫牛黄丸；黄疸较重者，加茵陈、金钱草；肌肤紫斑明显者，加水牛角、生地、丹皮、玄参等。

可配合中成药西黄丸清热解毒，祛瘀止痛。其他如清开灵注射液、脉络宁注射液、复方丹参注射液、川芎嗪注射液等。

**12. 乳痈（热毒炽盛）**

乳痈是由热毒入侵乳房而引起的急性化脓性疾病。本病相当于西医学的急性化脓性乳腺炎。

《中医外科学》分为气滞热壅、热毒炽盛和正虚毒恋证。

【临床表现】乳汁郁积结块，皮色不变或微红，肿胀疼痛；伴有恶寒发热，周身酸楚，口渴，便秘。苔薄，脉数。

【证机概要】肝气不舒，热结胃经。

【治法】疏肝清胃，通乳消肿。

【方药】瓜蒌牛蒡汤加减。

本方疏肝解郁，清解邪热，用于乳痈初起。

乳汁壅滞者，加王不留行、路路通、漏芦等；肿块明显者，加当归、赤芍、桃仁等。

## 小　　结

肝气犯胃证是指肝气郁结、胃失和降，以脘胁胀痛嗳气、吞酸、情绪抑郁等为主要表现的证候，又称肝胃气滞证，肝胃不和证。

### （一）肝气犯胃涉及的病证

肝气犯胃涉及的病证有肝胃不和的痞满和恶阻；肝气犯胃的胃痛、呕吐、小儿呕吐、吐血、呃逆、郁证和吐酸（寒证）；肝郁胃逆的噎膈；肝郁化热犯胃的吐酸；热毒炽盛的急性脾心痛和乳痈。

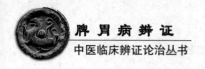

（二）临床表现

**1. 主症**

肝气犯胃的主要临床症状是肝郁与胃的功能失常同时存在，主要表现为痞满、胃痛、呕吐、吐血、恶心、呃逆、吐酸等。尚有肝郁（气、热）表现，如胸胁胀满、痛连两胁、遇烦则痛作或痛甚，每因情志刺激加重，呕吐酸水或苦水；急性脾心痛则腹痛加剧，按之痛甚；乳痈见乳汁郁积结块与肿胀疼痛。

**2. 兼症**

由于肝病影响了脾的功能，即所谓"木克土"，兼症多表现为肝脏的功能异常，如心烦易怒、善太息、精神郁闷、易怒易哭，或大便溏泻、饮食喜热、四肢不温等。

（三）舌象与脉象

**1. 舌象**

舌质淡红、红或红绛，苔薄白、微黄、黄或薄腻，热盛则苔黄燥。

**2. 脉象**

脉弦、弦滑、弦数，因寒者可有沉迟。

（四）代表方

**1. 柴胡疏肝散**

和解剂中的和解肝脾方。

功用：疏肝行气，活血止痛。

主治：肝气郁滞证。本节用于肝气犯胃的胃痛。

**2. 丹栀逍遥散**

和解剂中的和解肝脾方。

功用：疏肝解郁，清泻肝火。

主治：用于肝郁化火之证。本节用于肝气犯胃的郁证。

### 3. 五磨饮子

功用：顺气解郁，和胃降逆。

主治：情志失调，肝气上逆证。本节用于呃逆。

### 4. 越鞠丸

理气剂中的行气方。

功用：疏肝解郁，和胃消痞。

主治：六郁证。本节合枳术丸用于痞满。

### 5. 枳术丸

消食剂中的健脾消食方，由枳实、白术组成。

功用：健脾化积除痞。

主治：本节与越鞠丸合用，用于肝胃不和之痞满。

### 6. 橘皮竹茹汤

理气剂中的降气方。

功用：清肝和胃，降逆止呕。

主治：胃虚有热之呃逆。本节用于肝胃不和之恶阻。

### 7. 四七汤

又名七气汤。

功用：疏肝理气，和胃降逆。

主治：七情郁结，痰涎凝聚证。本节用于肝气犯胃之呕吐。

### 8. 解肝煎

功用：疏肝理气，和胃降逆。

主治：本节用于肝气犯胃之小儿呕吐。

### 9. 启膈散

功用：解郁化痰，润燥降气。

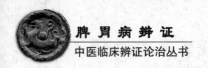

主治：本节用于肝郁胃逆之噎膈证。

**10. 左金丸**

功用：清泄肝火，和胃降逆。

主治：本节用于肝郁化热犯胃之吐酸。

**11. 香砂六君子汤**

功用：温中散寒，和胃制酸。

主治：本节用于寒证脾胃虚弱、肝气犯胃之吐酸。

**12. 其他**

本节选用大承气汤，用于热毒炽盛的急性脾心痛；选用具疏肝清胃、通乳消肿功能的瓜蒌牛蒡汤，用于热毒炽盛的乳痈；具泻肝清胃、凉血止血作用的龙胆泻肝汤加凉血止血药，用于肝火犯胃的吐血。

# 第三节　肝郁脾虚证与脾虚肝旺证

肝郁脾虚证是指肝失疏泄，脾失健运，以胁胀作痛、情志抑郁、腹胀、便溏等为主要表现的证候，又称肝脾不调证、肝脾不和证。若有肝热、肝旺表现者称脾虚肝旺证。

【临床表现】胸胁胀满窜痛，善太息，情志抑郁，或急躁易怒，食少，腹胀，肠鸣矢气，便溏不爽，或腹痛欲便、泻后痛减，或大便溏结不调。舌苔白，脉弦或缓。

【证机概要】多因情志不遂，郁怒伤肝，肝失条达，横乘脾土；或饮食不节，劳倦太过，损伤脾气，脾失健运，土反侮木，肝失疏泄而成。

肝失疏泄，则胸胁胀满窜痛；太息可引气舒展，气郁得散，故胀闷疼痛可减；肝气郁滞，情志不畅则精神抑郁；气郁化火，肝失柔顺之性则急躁易怒；肝气横逆犯脾，脾气虚弱，不能运化水谷则食少腹胀；气滞湿阻则肠鸣矢气，便溏不爽，或溏结不调；肝气犯脾，气机郁滞，运化失常，故腹痛则泻；便后气机得以调畅，则泻后腹痛暂得缓解；苔白、脉弦或缓为肝郁脾虚之征。

本证以胁胀作痛、情志抑郁、腹胀、便溏等为辨证的主要依据。

肝胃不和、肝郁脾虚、胃肠气滞三证的鉴别：前两者均有肝气郁结，而见胸胁胀满疼痛、情志抑郁或烦躁等表现，肝胃不和证则兼胃失和降，常有胃脘胀痛、嗳气、呃逆等症；肝郁脾虚证兼脾失健运，常伴有食少、腹胀、便溏等症。

胃肠气滞证则肝气郁结的证候不明显，但见胃肠气机阻滞的症状，以脘腹胀痛走窜、嗳气、肠鸣、矢气等为主要表现。

## 1. 黄疸（黄疸消退后肝脾不调）

黄疸是以目黄、身黄、小便黄为主症的一种病证，其中目睛黄染尤为本病的重要特征。

本节讨论以身目黄染为主要表现的病证。黄疸常与胁痛、癥积、鼓胀等病证并见，应与之互参。本病证与西医学所述黄疸意义相同，凡出现黄疸者均可参照本节辨证论治。

中医将黄疸分为阳黄和阴黄。阳黄又分为热重于湿证、湿重于热证、胆腑郁热证和疫毒炽盛证（急黄）。阴黄又分为寒湿阻遏证和脾虚湿滞证。黄疸消退后的调治又分为湿热留恋证、肝脾不调证和气滞血瘀证。

黄疸消退有时并不代表病已痊愈。如湿邪不清，肝脾气血未复，可导致病情迁延不愈，或黄疸反复发生，甚至转为癥积、鼓胀。因此，黄疸消退后仍需根据病情继续调治。

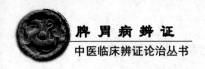

【临床表现】脘腹痞闷，肢倦乏力，胁肋隐痛不适，饮食欠馨，大便不调。舌苔薄白，脉细弦。

【证机概要】肝脾不调，疏运失职。

【治法】调和肝脾，理气助运。

【方药】柴胡疏肝散或归芍六君子汤加减。

前方偏重于疏肝理气，用于肝脾气滞者；后方偏重于调养肝脾，用于肝血不足、脾气亏虚者。

方中当归、白芍、柴胡、枳壳、香附、郁金养血疏肝；党参、白术、茯苓、山药益气健脾；陈皮、山楂、麦芽理气助运。

### 2. 泄泻（肝气乘脾）

泄泻是以排便次数增多、粪质稀溏或完谷不化，甚至泻出如水样为主症的病证。古有将大便溏薄而势缓者称为泄，大便清稀如水而势急者称为泻，现临床一般统称泄泻。

本病可见于多种疾病，凡属消化器官发生功能或器质性病变导致的腹泻，或其他脏器病变影响消化吸收功能以泄泻为主症者，均可参照本节进行辨证论治。

《中医内科学》根据临床辨证分为暴泻（寒湿内盛证、湿热伤中证、食滞肠胃证）和久泻（脾胃虚弱证、肾阳虚衰证、肝气乘脾证）。

【临床表现】素有胸胁胀闷，嗳气食少，每因抑郁恼怒，或情绪紧张之时发生腹痛泄泻，腹中肠鸣，攻窜作痛，矢气频作。舌淡红，脉弦。

【证机概要】肝气不舒，横逆犯脾，脾失健运。

【治法】抑肝扶脾。

【方药】痛泻要方加减。

本方泻肝补脾，用于肝木乘脾之泄泻因情绪变化而发，腹痛攻窜。

方中白芍养血柔肝；白术健脾补虚；陈皮理气醒脾；防风升清止泻。

若胸胁脘腹胀满疼痛、嗳气者，可加柴胡、木香、郁金、香附疏肝理气止痛；若兼神疲乏力、纳呆、脾虚甚者，加党参、茯苓、白扁豆、鸡内金等益气健脾开胃；久泻反复发作，可加乌梅、焦山楂、甘草酸甘敛肝，收涩止泻。

### 3. 鼓胀（气滞湿阻，肝郁脾虚）

鼓胀是指腹部胀大如鼓的一类病证，临床以腹大胀满、绷急如鼓、皮色苍黄、脉络显露为特征，故名鼓胀。

根据本病的临床表现类似西医学所指的肝硬化腹水。其他疾病出现的腹水，符合鼓胀特征者，亦可参照本节内容辨证论治，同时结合辨病处理。

《中医内科学》分为气滞湿阻、水湿困脾、水热蕴结、瘀结水留、阳虚水盛和阴虚水停证。

【临床表现】腹胀按之不坚，胁下胀满或疼痛，饮食减少，食后胀甚，得嗳气、矢气稍减，小便短少。舌苔薄白腻，脉弦。

【证机概要】肝郁气滞，脾运不健，湿浊中阻。

【治法】疏肝理气，运脾利湿。

【方药】柴胡疏肝散合胃苓汤加减。

前方以疏肝理气为主，适用于胸胁闷胀疼痛较著者；后方以运脾利湿消胀为主，适用于腹胀、尿少、苔腻较著者。

方中柴胡、香附、郁金、青皮疏肝理气；川芎、白芍养血和血；苍术、厚朴、陈皮运脾化湿消胀；茯苓、猪苓利水

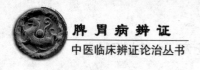

渗湿。

胸脘痞闷、腹胀、气滞偏甚者，可酌加佛手、沉香、木香调畅气机；尿少腹胀、苔腻者，加砂仁、大腹皮、泽泻、车前子以加强运脾利湿作用；神倦、便溏、舌质淡者，酌加党参、附片、干姜、川椒以温阳益气，健脾化湿；兼胁下刺痛、舌紫、脉涩者，可加延胡索、莪术、丹参等活血化瘀。

### 4. 红蝴蝶疮（脾虚肝旺）

红蝴蝶疮是一种可累及皮肤和全身多脏器的自身免疫性疾病。本病相当于西医学的红斑狼疮。临床常见类型为盘状红蝴蝶疮和系统性红蝴蝶疮。

《中医外科学》分为热毒炽盛、阴虚火旺、脾肾阳虚、脾虚肝旺和气滞血瘀证。

【临床表现】皮肤紫斑，胸胁胀满，腹胀纳呆，头昏头痛，耳鸣失眠，月经不调或闭经。舌紫暗或有瘀斑，脉细弦。

【证机概要】肝气郁结，久而化火，伤及脾胃，脾虚肝旺。

【治法】健脾清肝。

【方药】四君子汤合丹栀逍遥散加减。

四君子汤补元气，益脾胃，用于疮疡中气虚弱、脾失健运者；丹栀逍遥散疏肝解郁，用于瘾疹、红斑狼疮属于肝郁化火者。

### 5. 疳积上目

疳积上目是指继发于小儿疳积，初起眼干涩、夜盲，日久黑睛生翳糜烂，甚则溃破穿孔的眼病，又名小儿疳眼外障、小儿疳伤、疳毒眼、疳眼等，多见于小儿，常双眼发病。

本病相当于西医学之角膜软化症，是由维生素 A 缺乏而引起的角膜溃疡病。

《中医眼科学》分为肝脾亏虚、脾虚肝热和中焦虚寒证。

（1）肝脾亏虚

【临床表现】夜盲，白睛干涩，频频眨目，白睛、黑睛失泽；多兼食少纳差，面色萎黄。舌淡红，苔薄白，脉细。

【证机概要】肝脾亏虚，气血不足，目失濡养。

【治法】健脾益气，消积明目。

【方药】参苓白术散加减。

夜盲严重者，加鲜猪肝、枸杞子、夜明砂以补精血而明目；脘腹胀满，加厚朴、陈皮以行气悦脾；形寒面白、四肢不温者，加附子、砂仁、白扁豆等温中散寒。

《中医儿科学》疳证的眼疳认为，此乃脾病及肝，肝血不足，不能濡养眼目所致。治法：养血柔肝，滋阴明目。方药用石斛夜光丸加减。方中石斛、天冬、生地、枸杞子滋补肝肾；菊花、白蒺藜、蝉蜕、木贼草退翳明目；青葙子、夏枯草清肝明目；川芎、枳壳行气活血。夜盲者选羊肝丸加减。

（2）脾虚肝热

【临床表现】头眼疼痛，畏光流泪，白睛干燥，抱轮红赤，黑睛混浊或溃烂，甚至黄液上冲，严重者可致黑睛坏死、穿破，变为蟹睛、眼球枯萎等恶候；多伴有腹胀便溏，烦躁不宁。舌红，苔薄，脉弦。

【证机概要】虫积成疳，脾胃虚弱，脾病及肝，肝热内生，上攻于目。

【治法】健脾清肝，退翳明目。

【方药】肥儿丸加减。

可于方中酌加夏枯草、菊花、蝉蜕以退翳明目；若黄液上

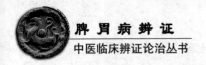

冲，可加薏苡仁、蒲公英、败酱草以增清热排毒之功。

**6. 目劄（脾虚肝旺）**

目劄是以胞睑频频眨动为主要临床特征的眼病。目劄相当于西医学的维生素 A 缺乏引起的结角膜上皮干燥及角膜上皮点状脱失。

《中医眼科学》分为脾虚肝旺、燥邪犯肺和阴亏火炎证。

【临床表现】胞睑频频眨动，眼轻度痒涩不舒，或稍感涩痛、畏光，常喜揉眼，胞睑频频眨动，或见白睛微红，或 2%荧光素液检查可见黑睛生星翳；多饮食偏嗜，纳差形瘦，烦躁不宁。舌淡，苔薄，脉细数。

【证机概要】饮食不节，脾胃受损，脾虚肝旺。

【治法】健脾清热消积。

【方药】肥儿丸加减。

若眼干涩不舒、喜揉眼者，可加太子参、山药以益气生津；畏光、黑睛生星翳者，可再加石决明、菊花以助清肝明目。

**7. 慢惊风（脾虚肝亢）**

惊风是小儿时期常见的急重病证，临床以抽搐、昏迷为主要症状。

惊风一般分为急惊风和慢惊风两大类。凡起病急暴、属阳属实者，称为急惊风；凡病久中虚、属阴属虚者，称为慢惊风。西医学称惊风为小儿惊厥。

慢惊风来势缓慢，抽搐无力，时作时止，反复难愈，常伴昏迷、瘫痪等症。

《中医儿科学》分为急惊风（风热动风、气营两燔、邪陷心肝、湿热疫毒、惊恐惊风）和慢惊风（脾虚肝亢、脾肾阳衰、阴虚风动)。

【临床表现】精神萎靡，嗜睡露睛，面色萎黄，不欲饮食，大便稀溏，色带青绿，时有肠鸣，四肢不温，抽搐无力，时作时止。舌淡，苔白，脉沉弱。

【证机概要】本病以脾胃虚弱为主，继而脾不制肝而动风。

【治法】温中健脾，缓肝理脾。

【方药】缓肝理脾汤加减。

方中人参、白术、茯苓、炙甘草健脾益气；白芍、钩藤柔肝止痉；干姜、肉桂温运脾阳。

抽搐频发者，加天麻、蜈蚣息风止痉；腹泻日久，改干姜为煨姜，加山楂炭、葛根温中止泻；纳呆食少者，加焦神曲、焦山楂、砂仁开胃消食；四肢不温、大便稀溏者，改用附子理中汤温中散寒，健脾益气。

## 8. 佝偻病（脾虚肝旺）

佝偻病全称为维生素 D 缺乏性佝偻病，是由于儿童体内维生素 D 不足，致使钙磷代谢失常的一种慢性营养性疾病，以正在生长的骨骺端软骨板不能正常钙化，造成骨骼病变为特征。

《中医儿科学》分为肺脾气虚、脾虚肝旺和肾精亏损证。

【临床表现】头部多汗，发稀枕秃，囟门迟闭，出牙延迟，坐立行走无力，夜啼不宁，易惊多惕，甚则抽搐，纳呆食少。舌淡，苔薄，脉细弦。

【证机概要】脾虚气弱，化源乏力，气血不足，肝失濡养，肝阳亢进。

【治法】健脾助运，平肝息风。

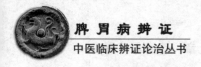

【方药】益脾镇惊散加减。

方中人参（或党参）补益脾气；白术、苍术、茯苓健脾助运；煅龙骨、灯心草安神镇惊；煅牡蛎、钩藤平肝息风；甘草调和诸药。

汗出浸衣，加碧桃干、五味子固表止汗；夜间哭闹者，加蝉蜕、竹叶清心降火；睡中惊惕者，加珍珠母、僵蚕息风镇惊；抽搐者，加全蝎、蜈蚣息风止痉。

### 9. 子晕（脾虚肝旺）

子晕是指妊娠期出现以头晕目眩、状若眩冒为主症，甚或眩晕欲厥的一种病证，又称妊娠眩晕。多发生在妊娠中后期，属重症，多为子痫先兆。

《中医妇科学》分为阴虚肝旺、脾虚肝旺和气血虚弱证。

【临床表现】妊娠中晚期头晕头重目眩，胸闷心烦，呕逆泛恶，面浮肢肿，倦怠嗜睡。苔白腻，脉弦滑。

【证机概要】脾虚湿聚，孕后阴血养胎，阴血益虚，肝失滋养，肝阳夹痰浊上扰清窍。

【治法】健脾化湿，平肝潜阳。

【方药】半夏白术天麻汤加钩藤、丹参。

原方治眩晕有湿痰壅遏者，方中半夏为君，取其燥湿化痰，又兼降逆止呕。天麻、白术为臣，天麻能平肝息风止头眩，与半夏合用，为治风痰眩晕的要药；佐茯苓健脾渗湿；与白术合用，尤治生痰之本；橘红理气化痰，使气顺痰消。姜、枣调和脾胃；甘草和中调药；加钩藤增强平肝息风之效；丹参活血行滞。全方燥湿化痰，平肝潜阳，佐以健脾，标本同治，阳潜痰消，眩晕自愈。

**10. 经断复来（脾虚肝郁）**

绝经期妇女月经停止 1 年或 1 年以上，再次出现子宫出血，称为经断复来。

《中医妇科学》分为脾虚肝郁、肾阴虚、湿热下注和湿毒瘀结。

【临床表现】经断后阴道出血，量少，色淡，质稀，气短懒言，神疲肢倦，食少腹胀，胁肋胀满。舌苔薄白，脉弦无力。

【证机概要】素体虚弱，或思虑劳倦过度，或饮食失调复伤。脾气不足，肝失条达，冲任不固。

【治法】健脾调肝，安冲止血。

【方药】安老汤。

原方治年老经水复行。

方中党参、白术健脾益气；黄芪补益中气，升清阳；熟地、山茱萸、当归滋阴补血；阿胶固冲止血；制香附疏肝理气；木耳炭固涩止血；黑荆芥穗疏风止血；甘草调和诸药。

若兼有心悸、失眠，加桂圆肉、炒枣仁以养心安神；若心烦易怒、胁胀明显，加丹皮、生白芍以养血柔肝。

# 小　　结

肝郁脾虚证是指肝失疏泄，脾失健运，以胁胀作痛、情志抑郁、腹胀、便溏等为主要表现的证候，又称肝脾不调证、肝脾不和证。若有肝热、肝旺表现者称脾虚肝旺证。

## （一）肝郁脾虚与脾虚肝旺涉及的病证

肝郁脾虚与脾虚肝旺涉及的病证有脾虚肝旺或脾虚肝郁的红蝴蝶疮、鼓胀、目劄、慢惊风、佝偻病、子晕、经断复来，

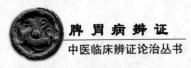

有肝脾不调的黄疸消退后，肝脾亏虚和脾虚肝热证的痖积上目。

### （二）临床表现

#### 1. 主症

病证表现多以病证名称体现，多病程较久，胸胁作痛，与情绪有关。

#### 2. 兼症

伴有胸胁胀闷作痛、情志抑郁、烦躁不宁、精神萎靡、气短懒言、面色萎黄、腹胀便溏或月经不调或闭经等。肝热、肝旺表现在眼部有不同程度的目赤，佝偻病和子晕伴有无力抽搐；其他有胁下胀满或疼痛等表现。

### （三）舌象与脉象

#### 1. 舌象

舌淡、淡红，蝴蝶疮则舌紫暗或有瘀斑。舌苔薄、薄白或薄白腻。

#### 2. 脉象

脉细、细弦，多数为弦，慢惊风病程过久可脉沉弱，子晕因妊娠故脉弦滑。

### （四）代表方

#### 1. 柴胡疏肝散

和解剂中的调和肝脾方。

功用：疏肝理气，运脾利湿。

主治：肝气郁滞证。本节用于黄疸消退，合胃苓汤用于鼓胀。

#### 2. 丹栀逍遥散

和解剂中的调和肝脾方。

功用：疏肝解郁，清泻肝火。

主治：肝郁化火之证。本节合四君子汤用于红蝴蝶疮。

### 3. 胃苓汤

乃平胃散合五苓散。

功用：祛湿和胃，行气利水。

主治：脾胃伤冷之泻泄、水肿、腹胀、小便不利等。本节合柴胡疏肝散用于气滞湿阻之鼓胀。

### 4. 四君子汤

功用：补元气，益脾胃。

主治：本节合丹栀逍遥散用于脾虚肝旺的红蝴蝶疮。

### 5. 痛泻要方

和解剂中的调和肝脾方。

功用：泻肝补脾。

主治：脾虚肝旺之痛泻。本节用于肝气乘脾之泄泻。

### 6. 参苓白术散

补益剂中的补气方。

功用：益气健脾，消积明目。

主治：本节用于疳积上目。

加减：夜盲严重，加鲜猪肝、枸杞子、夜明砂；脘腹胀满，加厚朴、陈皮；形寒面白、四肢不温者，加附子、砂仁、白扁豆等。

### 7. 肥儿丸

《局方》中的功用是杀虫消积，健脾清热，治疗虫积。《幼科发挥》为治疗小儿病后或伤食而致的脾胃虚弱，食少而瘦。《医宗金鉴》用于脾疳。本节以《医宗金鉴》方为主，用于脾虚肝热的疳积上目，酌加夏枯草、菊花、蝉蜕；有黄液上

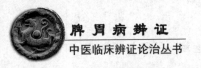

冲，可加薏苡仁、蒲公英、败酱草；脾虚肝旺的目劄，若眼干涩不舒、喜揉眼者，可加太子参、山药；若畏光、黑睛生星翳者，可再加石决明、菊花。

**8. 半夏白术天麻汤**

祛痰剂中的化痰息风方。

功用：健脾化湿，平肝潜阳。

主治：本节加钩藤、丹参，用于脾虚肝旺的子晕。

**9. 缓肝理脾汤**

功用：温中健脾，缓肝理脾。

主治：本节用于脾虚肝亢的慢惊风。

加减：抽搐频发者，加天麻、蜈蚣；腹泻日久，改干姜为煨姜，加山楂炭、葛根；纳呆食少，加焦神曲、焦山楂、砂仁。

**10. 益脾镇惊散**

功用：健脾助运，平肝息风。

主治：本节用于脾虚肝旺的佝偻病。

加减：汗出浸衣，加碧桃干、五味子；夜间哭闹，加蝉蜕、竹叶；睡中惊惕，加珍珠母、僵蚕；抽搐，加全蝎、蜈蚣。

**11. 安老汤**

功用：健脾调肝，安冲止血。

主治：本节用于脾虚肝郁的经断复来。

加减：若兼心悸、失眠，加桂圆肉、炒枣仁；心烦易怒、胁胀明显，加丹皮、生白芍。

# 第八章 心脾病

## 第一节 心脾积热证

**1. 口疮（心脾积热）**

口疮以齿龈、舌体、两腮、上腭等处出现黄白色溃疡，疼痛流涎，或伴发热为特征。

《中医儿科学》分为风热乘脾、心脾积热和虚火上浮等证。

【临床表现】舌上、舌边溃烂，色赤疼痛，饮食困难，心烦不安，口干欲饮，小便短赤。舌尖红，苔薄黄，脉数，指纹紫。

【证机概要】饮食失宜，蕴而生热，邪热积于心脾，循经上炎。

【治法】清心凉血，泻火解毒。

【方药】泻心导赤散加减。

方中黄连泻心火；生地凉血；竹叶清心热；通草导热下行；甘草调和诸药。

尿少，加车前子、滑石利尿清热；口渴甚，加石膏、天花粉清热生津；大便秘结，加大黄、玄明粉通腑泻火。

《中医儿科学》中"疳证"的兼症口疳是因脾病及心、心

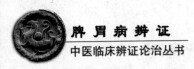
失所养、心火上炎所致，也用泻心导赤散加减。方中黄连、栀子、连翘清心泻火除烦；灯心草、竹叶清心利尿；生地、麦冬、玉竹滋阴生津。内服药同时，加外用冰硼散或珠黄散涂搽患处。

**2. 鹅口疮（心脾积热）**

鹅口疮是以口腔、舌上满布白屑为主要临床特征的一种口腔疾病。因其状如鹅口，故称鹅口疮。

《中医儿科学》分为心脾积热和虚火上浮证。

【临床表现】口腔满布白屑，周围掀红较甚，面赤，唇红，或伴发热、烦躁、多啼，口干或渴，大便干结，小便黄赤。舌红，苔薄白，脉滑，或指纹青紫。

【证机概要】心脾积热，上熏口舌。

【治法】清心泻脾。

【方药】清热泻脾散加减。

方中黄连、栀子清心泄热；黄芩、石膏散脾经郁热；生地清热凉血；竹叶、灯心清热降火，导热下行；甘草调和诸药。

大便秘结，加大黄通腑泄热；口干喜饮，加石斛、玉竹养阴生津。

**3. 茧唇（心脾火毒）**

茧唇是发生于唇部的岩肿。本病相当于西医学的唇癌。

《中医外科学》将此病归在"瘤"、"岩"中，分为心脾火毒、脾胃实热和阴虚火旺证。

【临床表现】下唇部肿胀坚硬，结多层痂皮，形如蚕茧，溃烂后渗流血水，疼痛较剧，张口困难；伴口渴，尿黄，心烦，失眠。舌质红，苔黄，脉细而数。

【证机概要】心脾火毒，上攻口唇。

【治法】清火解毒，养阴生津。

【方药】清凉甘露饮加减。

本方清热凉血，用于唇高凸坚硬，或破损流血，或积热生痰等。

可酌加栀子、土茯苓、僵蚕、半枝莲等。

**4. 漏睛（心脾湿热）**

漏睛是以内眦部常有黏液或脓液自泪窍外漏为临床特征的眼病。本病相当于西医学的慢性泪囊炎。

《中医眼科学》分为风热停留和心脾湿热两证。

【临床表现】内眦头微红潮湿，可见脓液浸渍，拭之又生，脓多且稠，按压睛明穴下方有脓液从泪窍外漏，小便黄赤。舌红，苔黄腻，脉濡数。

【证机概要】心脾湿热，上聚泪窍，腐泪成脓。

【治法】清心利湿。

【方药】竹叶泻经汤加减。

脓液多且黄稠，可去羌活，加天花粉、漏芦、乳香、没药，以加强清热排脓、祛瘀消滞的作用。

# 小　　结

## （一）心脾积热涉及的病证

心脾同病在《中医诊断学》中只有心脾两虚证，无心脾积热证。在《教材》中收集到有关心脾积热（火毒、湿热）证的有口疮、口疳、鹅口疮、茧唇和漏睛。

## （二）临床表现

**1. 主症**

这五证中发生在口部的有四个，表现为局部红、肿、热、

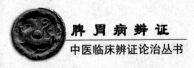

痛及溃烂。漏睛表现为内眦头微红潮湿，脓液浸渍，按压睛明穴下方有脓液从泪窍漏出。

**2. 兼症**

伴心烦失眠，口干欲饮，小便短赤，或伴发热、烦躁、多啼、大便干结、小便黄赤等。

### （三）舌象与脉象

**1. 舌象**

舌红或尖红，苔薄白、薄黄、黄或黄腻。

**2. 脉象**

脉数、细数、濡数或滑，指纹紫。

### （四）代表方

**1. 泻心导赤散**

由泻心汤加导赤散组成。

①泻心汤由大黄、黄连、黄芩组成。

功用：泻火消痞。

主治：邪热壅滞心下，气机痞塞证。

②导赤散由生地、木通、生草梢组成。

功用：清心利水养阴。

主治：心经病证或热证。

泻心导赤散由黄连、生地、竹叶、通草、甘草组成。

主治：本节用于口疮。

加减：尿少，加车前子、滑石；口渴甚，加石膏、天花粉；大便秘结，加大黄、玄明粉。

口疮选用的泻心导赤散由黄连、栀子、连翘、灯心草、竹叶、生地、麦冬、玉竹组成。

**2. 清凉甘露饮**

功用：清火解毒，养阴生津。

主治：本节用于茧唇。

**3. 竹叶泻经汤**

功用：清心利湿，清热解毒。

主治：本节用于漏睛。

# 第二节　心脾两虚证

心脾两虚证是指脾气亏虚，心血不足，以心悸、神疲、头晕、食少、腹胀、便溏等为主要表现的虚弱证候。

【临床表现】心悸怔忡，头晕，多梦，健忘，食欲不振，腹胀，便溏，神疲乏力，或见皮下紫斑，女子月经量少色淡、淋沥不尽，面色萎黄。舌淡嫩，脉弱。

【证机概要】本证多因久病失调，思虑过度；或因饮食不节，损伤脾胃，生化不足；或因慢性失血，血亏气耗，渐致心脾气血两虚。

脾主运化，脾虚气弱，运化失职，水谷不化，故食欲不振而食少、腹胀、便溏；脾气亏损，气血生化不足，心血不足，心失所养，心神不宁，则心悸怔忡，失眠多梦，头晕，健忘；脾虚不能摄血，血不归经，则皮下出血而见紫斑，女子月经量少色淡、淋沥不尽；面色萎黄、倦怠乏力、舌质淡嫩、脉弱均为气血亏虚之征。

本证以心悸、神疲、头晕、食少、腹胀、便溏等为辨证的主要依据。

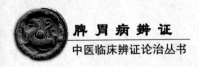
## 1. 不寐（心脾两虚）

不寐是以经常不能获得正常睡眠为特征的一类病证，主要表现为睡眠时间、深度的不足，轻者入睡困难，或寐而不酣，时寐时醒，或醒后不能再寐，重则彻夜不寐，常影响正常工作、生活、学习和健康。

西医学的神经官能症、围绝经期综合征、慢性消化不良、贫血、动脉粥样硬化等以不寐为主要临床表现时，可参考本节内容辨证论治。

《中医内科学》分为肝火扰心、痰热扰心、心脾两虚、心肾不交和心胆气虚证。

【临床表现】不易入睡，多梦易醒，心悸健忘，神疲食少，伴头晕目眩，四肢倦怠，腹胀便溏，面色少华。舌淡苔薄，脉细无力。

【证机概要】脾虚血亏，心神失养，神不安舍。

【治法】补益心脾，养血安神。

【方药】归脾汤加减。

本方益气补血，健脾养心，适用于不寐健忘、心悸怔忡、面黄食少等心脾两虚证。

方中人参、白术、甘草益气健脾；当归、黄芪补气生血；远志、酸枣仁、茯神、龙眼肉补心益脾安神；木香行气疏脾。

心血不足较甚，加熟地、芍药、阿胶以养心血；不寐较重，加五味子、夜交藤、合欢皮、柏子仁养心安神，或加生龙骨、生牡蛎、琥珀末以镇静安神；兼见脘闷纳呆、苔腻，重用白术，加苍术、半夏、陈皮、茯苓、厚朴以健脾燥湿，理气化痰。

若产后虚烦不寐，或老人夜寐早醒而无虚烦者，多属气血不足，亦可用本方。

**2. 癫狂（心脾两虚）**

癫狂为临床常见的精神失常疾病。癫证以精神抑郁、表情淡漠、沉默痴呆、语无伦次、静而多喜为特征。狂证以精神亢奋、狂躁不安、喧扰不宁、骂詈毁物、动而多怒为特征。本病均以青壮年罹患者多。因两者在临床症状上不能截然分开，又能相互转化，故以癫狂并称。

癫与狂是精神失常的疾患。西医学的精神分裂症、躁狂抑郁症，其临床表现、特征、舌脉等与本病证类似者，可参考本节辨证论治。

《中医内科学》分为癫证（痰气郁结、心脾两虚）和狂证（痰火扰神、痰热瘀结、火盛阴伤）。

【临床表现】神志恍惚，魂梦颠倒，心悸易惊，善悲欲哭，肢体困乏，饮食锐减，言语无序。舌淡，苔薄白，脉沉细无力。

【证机概要】癫证日久，脾失健运，生化乏源，气血俱衰，心神失养。

【治法】健脾益气，养心安神。

【方药】养心汤合越鞠丸加减。

前方健脾养心安神为主，用于心悸易惊、健忘失眠、饮食减少等心脾两虚证；后方以行气解郁、调畅气机为主，用于胸膈痞闷、饮食不化等气、血、火、湿、食、痰六郁之证。

方中人参、黄芪、炙甘草健脾益气；香附、神曲、苍术、茯苓醒脾化湿；当归、川芎养心补血；远志、柏子仁、酸枣仁、五味子宁心安神。

心气耗伤，营血内亏，悲伤欲哭，加淮小麦、大枣清心润

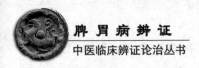
燥安神；气阴两虚加太子参、麦冬；神气恍惚，心悸易惊，加龙齿、磁石重镇安神；病久脾肾阳虚，反应及动作迟钝，嗜卧、四肢欠温、面色苍白、舌淡、脉沉细，酌加肉桂、附子、巴戟天、仙茅、仙灵脾等温补肾阳。

### 3. 痫病（心脾两虚）

痫病是一种反复发作性神志异常的病证，亦名"癫痫"，俗称"羊痫风"。临床以突然意识丧失、甚则仆倒、不省人事、强直抽搐、口吐涎沫、两目上视或口中怪叫、移时苏醒、一如常人为特征。发作前可伴眩晕、胸闷等先兆，发作后常有疲倦乏力等症状。

本节讨论内容，虽以癫痫大发作的证治为主，但对小发作等类型的辨治亦可通用。根据本病的临床表现，西医的癫痫，无论原发性或继发性，均可参照本病辨证论治。

《中医内科学》分为风痰闭阻、痰火扰神、瘀阻脑络、心脾两虚和心肾亏虚证。

【临床表现】反复发病，神疲乏力，心悸气短，失眠多梦，面色苍白，体瘦纳呆，大便溏薄。舌质淡，苔白腻，脉沉细而弱。

【证机概要】病发日久，耗伤气血，心脾两伤，心神失养。

【治法】补益气血，健脾宁心。

【方药】六君子汤合归脾汤加减。

前方健脾益气，化痰降逆，用于神疲乏力、纳呆便溏等脾虚证；后方益气养血，补心安神，用于心悸气短、失眠多梦等神志不安之症。

方中人参、茯苓、白术、炙甘草健脾益气助运；陈皮、姜半夏理气化痰降逆；当归、丹参、熟地养血和血；酸枣仁养心安神；远志、五味子敛心气，宁心神。

痰浊盛而恶心呕吐痰涎者，加胆南星、姜竹茹、瓜蒌、菖蒲、旋覆花化痰降浊；便溏者，加焦米仁、炒白扁豆、炮姜等健脾止泻；夜游者，加生龙骨、生牡蛎、生铁落等镇心安神。

《中医儿科学》脾虚痰盛之癫痫用健脾化痰法，方用六君子汤加味。方中人参、白术、茯苓、甘草健脾益气；陈皮、半夏行气化痰；天麻、钩藤、乌梢蛇平肝息风。大便稀薄者，加山药、白扁豆、藿香健脾燥湿；纳呆食少者，加焦山楂、焦神曲、砂仁醒脾开胃。

### 4. 郁证（心脾两虚）

郁证是由于情志不舒、气机郁滞所致，以心情抑郁、情绪不宁、胸部满闷、胁肋胀痛，或易怒喜哭，或咽中如有异物梗塞等症为主要临床表现的一类病证。

郁有广义、狭义之分。广义的郁包括外邪、情志等因素所致的郁在内。狭义的郁单指情志不舒为病因的郁。明代以后医籍中记载的郁证多单指情志之郁而言。

根据郁证的临床表现及其以情志内伤为致病原因的特点，主要见于西医学的神经衰弱、癔症和焦虑症等。也见于围绝经期综合征和反应性精神病。当这些疾病出现郁证的临床表现时，可参考本节辨证论治。

《中医内科学》分为肝气郁结、气郁化火、痰气郁结、心神失养、心脾两虚和心肾阴虚证。

【临床表现】多思善疑，头晕神疲，心悸胆怯，失眠健忘，纳差，面色不华。舌质淡，苔薄白，脉细。

【证机概要】脾虚血亏，心失所养。

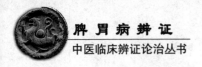

【治法】健脾养心，补益气血。

【方药】归脾汤加减。

本方补气生血，健脾养心，是治心脾两虚证的首选方剂。

方中党参、茯苓、白术、甘草、黄芪、当归、龙眼肉等益气健脾生血；酸枣仁、远志、茯苓养心安神；木香、神曲理气醒脾。

心胸郁闷、情志不舒者，加郁金、佛手片理气开郁；头痛，加川芎、白蒺藜活血祛风而止痛。

### 5. 内伤发热（心脾气血不足）

凡是不因感受外邪所导致的发热，均属内伤发热的范畴。西医学所称的功能性低热，肿瘤、血液病、结缔组织疾病、内分泌疾病及部分慢性感染性疾病所引起的发热，以及某些原因不明的发热，具有内伤发热的临床表现时，均可参照本节辨证论治。

《中医内科学》分为阴虚发热、血虚发热、气虚发热、阳虚发热、气郁发热、痰湿郁热和血瘀发热证。

【临床表现】发热，热势多为低热，头晕眼花，身倦乏力，心悸不宁，面白少华，唇甲色淡。舌质淡，脉细弱。

【证机概要】血虚失养，阴阳失调，心脾气血不足。

【治法】益气养血。

【方药】归脾汤加减。

本方补气生血，健脾养心，用于心脾气血不足之发热。

方中黄芪、党参、茯苓、白术、甘草益气健脾；当归、龙眼肉补血养血；酸枣仁、远志养心安神；木香健脾理气。

血虚较甚，加熟地、枸杞子、制首乌补益精血；发热较甚，加银柴胡、白薇清退虚热；由慢性失血所致的血虚，若仍有少许出血，可酌加三七粉、仙鹤草、茜草、棕榈炭等止血；脾虚失健、纳差腹胀，去黄芪、龙眼肉，加陈皮、焦神曲、炒谷芽、炒麦芽等健脾助运。

### 6. 产后抑郁（心脾两虚）

产后抑郁是以产妇在分娩后出现情绪低落、精神抑郁为主要症状的病证，是产褥期精神综合征中最常见的一种类型。西医学称之为产褥期抑郁症。

《中医妇科学》分为心脾两虚、瘀血内阻和肝气郁结证。

【临床表现】产后焦虑，忧郁，心神不宁，常悲伤欲哭，情绪低落，失眠多梦，健忘，精神萎靡；伴神疲乏力，面色萎黄，纳少便溏，脘闷腹胀。舌淡，苔薄白，脉细弱。

【证机概要】产后失血过多，或思虑太过，脾气不足，心失所养，心脾两虚。

【治法】健脾益气，养心安神。

【方药】归脾汤或养心汤或茯神散。

### 7. 眩晕（气血亏虚，心脾失养）

眩是指眼花或眼前发黑，晕是指头晕甚或感觉自身或外界景物旋转。二者常同时并见，故统称为"眩晕"。

眩晕是临床常见症状，可见于西医学的多种疾病。凡梅尼埃综合征、高血压病、低血压、脑动脉硬化、椎－基底动脉供血不足、贫血、神经衰弱等临床表现以眩晕为主症者，均可参考本节内容辨证论治。

《中医内科学》分为肝阳上亢、气血亏虚、肾精不足、痰湿中阻和瘀血阻窍证。

【临床表现】眩晕动则加剧，劳累即发，面色㿠白，神疲乏力，倦怠懒言，唇甲不华，发色不泽，心悸少寐，纳少腹

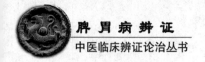

胀。舌淡，苔薄白，脉细弱。

【证机概要】气血亏虚，清阳不展，心脾失养。

【治法】补益气血，调养心脾。

【方药】归脾汤加减。

本方补益气血，健脾养心，用于因心脾两虚、气血不足导致的眩晕等。

方中党参、白术、黄芪益气健脾；当归、熟地、龙眼肉、大枣补血生血养心；茯苓、炒白扁豆补中健脾；远志、枣仁养血安神。

若中气不足，清阳不升，兼见气短乏力，纳少神疲，便溏下坠，脉象无力者，可合用补中益气汤；若自汗时出，易于感冒，重用黄芪，加防风、浮小麦益气固表敛汗；若脾虚湿盛，腹泻或便溏，腹胀纳呆，舌淡舌胖，边有齿痕，可酌加薏苡仁、泽泻等，当归宜炒用；若兼见形寒肢冷，腹中隐痛，脉沉者，可酌加桂枝、干姜以温中助阳；若血虚较甚，面色㿠白，唇舌色淡者，可加阿胶、紫河车粉；兼见心悸怔忡、少寐健忘者，可加柏子仁、合欢皮、夜交藤养心安神。

### 8. 营养性缺铁性贫血（心脾两虚）

营养性缺铁性贫血是由于体内铁缺乏致使血红蛋白合成减少而引起的一种小细胞低色素性贫血。本病为儿科常见疾病，属于中医学"血虚"范畴。

《中医儿科学》分为脾胃虚弱、心脾两虚、肝肾阴虚和脾肾阳虚证。

【临床表现】面色萎黄或苍白，唇淡甲白，发黄稀疏，时有头晕目眩，心悸心慌，夜寐欠安，语声不振甚至低微，气短懒言，体倦乏力，食欲不振。舌淡红，脉细弱，指纹淡红。

【证机概要】脾胃虚弱，心脾两虚，血失所养。

【治法】补脾养心，益气生血。

【方药】归脾汤加减。

方中黄芪、人参、白术、茯苓健脾益气；当归、首乌、龙眼肉养心补血；远志、酸枣仁、夜交藤宁心安神；木香、神曲行气和中。

血虚明显，加鸡血藤、白芍补血养血；纳呆、便溏，减少当归用量，加苍术、陈皮、焦山楂健脾助运；心慌、便秘，加柏子仁、酸枣仁宁心润肠。

### 9. 妊娠贫血（心脾两虚）

妊娠期间出现倦怠、乏力、气短、面色苍白、浮肿、食欲不振等，检查呈现血红蛋白或红细胞总数降低，红细胞比容下降，称妊娠贫血。本病相当于西医学的妊娠合并贫血。

《中医妇科学》分为气血两虚、心脾两虚和肝肾不足证。

【临床表现】孕后面色无华，心悸怔忡，失眠多梦，头昏眼花，唇甲色淡。舌淡，苔少，脉细弱。

【证机概要】脾虚血少，孕后阴血养胎，致心血不足，心神失养。

【治法】益气补血，健脾养心。

【方药】归脾汤。

原方治思虑伤脾，或健忘怔忡、惊悸盗汗等症。

方中党参、黄芪、白术、甘草、生姜、大枣甘温补脾益气；当归养肝而生心血；茯神、枣仁、龙眼肉养心安神；远志交通心肾而定志宁心；木香理气醒脾，以防益气补血药滋腻太过碍脾。

若心神不宁，加夜交藤、生龙齿镇静安神；若腹胀、便

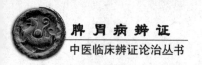

溏、纳呆，加山药、炒白扁豆、砂仁健脾祛湿。

**10. 心悸（心血不足，心脾两虚）**

心悸是指病人自觉心中悸动、惊惕不安，甚则不能自主的一种病证。

根据本病的临床特点，各种原因引起的心律失常，表现以心悸为主症者，均可参照本病证辨证论治，同时结合辨病处理。

《中医内科学》分为心虚胆怯、心血不足、阴虚火旺、心阳不振、水饮凌心、瘀阻心脉和痰火扰心证。

【临床表现】心悸气短，头晕目眩，失眠健忘，面色无华，倦怠乏力，纳呆食少。舌淡红，脉细弱。

【证机概要】脾气不足，心血亏耗，心失所养，心神不宁。

【治法】健脾补血养心，益气安神。

【方药】归脾汤加减。

本方益气补血，健脾养心，重在益气，意在生血，适用于心悸怔忡、健忘失眠、头晕目眩之症。

方中黄芪、人参、白术、炙甘草益气健脾，以资气血生化之源；熟地黄、当归、龙眼肉补养心血；茯神、远志、酸枣仁宁心安神；木香理气醒脾，使补而不滞。

五心烦热，自汗盗汗，胸闷心烦，舌淡红少津，苔少或无，脉细数或结代，为气阴两虚，治以益气养血，滋阴安神，用炙甘草汤加减以益气滋阴，补血复脉。兼阳虚而汗出肢冷，加附子、黄芪、煅龙骨、煅牡蛎；兼阴虚，重用麦冬、地黄、阿胶，加沙参、玉竹、石斛；纳呆腹胀，加陈皮、炒谷芽、炒麦芽、焦神曲、焦山楂、鸡内金、枳壳健脾助运；失眠多梦，加合欢皮、夜交藤、五味子、柏子仁、莲子心等养心安神。若热病后期损及心阴而心悸者，以生脉散加减，有益气养阴补心之功。

### 11. 注意力缺陷多动症（心脾两虚）

注意力缺陷多动症又称轻微脑功能障碍综合征，是一种较常见的儿童时期行为障碍性疾病。以注意力不集中、自我控制差、动作过多、情绪不稳、冲动任性，伴有学习困难，但智力正常或基本正常为主要临床特征。

《中医儿科学》分为肝肾阴虚、心脾两虚和痰火内扰证。

【临床表现】神思涣散，注意力不能集中，神疲乏力，形体消瘦或虚胖，多动而不暴躁，言语冒失，做事有头无尾，睡眠不熟，记忆力差，伴自汗盗汗，偏食纳少，面色无华。舌质淡，苔薄白，脉虚弱。

【证机概要】心脾两虚，气血不足。

【治法】养心安神，健脾益气。

【方药】归脾汤合甘麦大枣汤加减。

方中党参、黄芪、白术、大枣、炙甘草补脾益气；茯神、远志、酸枣仁、龙眼肉、当归、浮小麦养心安神；木香理气醒脾。

思想不集中，加益智仁、龙骨养心宁神；睡眠不熟，加五味子、夜交藤养血安神；记忆力差，动作笨拙，苔厚腻，加半夏、陈皮、石菖蒲化痰开窍。

### 12. 自汗、盗汗（脾虚心血不足）

自汗、盗汗是指由于阴阳失调、腠理不固，而致汗液外泄失常的病证。

西医学中的甲状腺功能亢进、植物神经功能紊乱、风湿

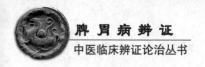

热、结核病等所致的自汗、盗汗亦可参考本节辨证论治。

《中医内科学》分为肺卫不固、心血不足、阴虚火旺和邪热郁蒸证。

【临床表现】自汗或盗汗，心悸少寐，神疲气短，面色不华。舌质淡，脉细。

【证机概要】脾气虚弱，心血耗伤，心液不藏。

【治法】健脾养血补心。

【方药】归脾汤加减。

本方益气生血，健脾养心，适用于心血不足引起的汗证。

方中人参、黄芪、白术、茯苓益气健脾；当归、龙眼肉补血养血；酸枣仁、远志养心安神；五味子、牡蛎、浮小麦收涩敛汗；血虚甚，加制首乌、枸杞子、熟地补益精血。

### 13. 五迟五软（心脾两虚）

五迟五软是小儿生长发育障碍的病证。五迟五软包括西医学之佝偻病、脑发育不全、脑性瘫痪、智能低下等病证。

《中医儿科学》分为肝肾亏损、心脾两虚和痰瘀阻滞证。

【临床表现】语言发育迟滞，精神呆滞，智力低下，头发生长迟缓，发稀萎黄，四肢痿软，肌肉松弛，口角流涎，吮吸咀嚼无力，或见弄舌，纳食欠佳，大便秘结。舌淡胖，苔少，脉细缓，指纹色淡。

【证机概要】久病体弱，心脾两虚，心脑失养。

【治法】健脾养心，补益气血。

【方药】调元散加减。

方中人参、黄芪、白术、山药、茯苓、甘草益气健脾；当归、熟地、白芍、川芎补血养心；石菖蒲开窍益智。

语迟失聪，加远志、郁金化痰解郁开窍；发迟难长，加何首乌、肉苁蓉养血益肾生发；四肢痿软，加桂枝温通经络；口角流涎，加益智仁温脾益肾固摄；气虚阳衰，加肉桂、附子温阳壮元；脉弱无力，加五味子、麦冬养阴生脉。

### 14. 胞轮振跳（心脾两虚）

胞轮振跳是指眼睑不由自主地牵拽跳动的眼病。本病相当于西医学的眼轮匝肌及面神经痉挛引起的眼睑痉挛。

《中医眼科学》分为血虚生风和心脾两虚证。

【临床表现】胞睑跳动，时疏时频，劳累或失眠时加重；可伴心烦眠差，怔忡健忘，食少体倦。舌质淡，脉细弱。

【证机概要】久病等致气血耗损，血虚胞睑筋肉失养。

【治法】补益心脾。

【方药】归脾汤加减。

若伴心烦不眠等，可加桑椹、龟板以加强养血补心之功效。

### 15. 络损暴盲（心脾两虚）

络损暴盲是指因眼底脉络受损出血致视力突然下降的眼病。可单眼或双眼发病。本病相当于西医学之视网膜中央或分支静脉阻塞、视网膜血管炎等因血管壁渗漏或破损引起出血而视力骤降的眼病，如视网膜出血、玻璃体积血等。

《中医眼科学》分为气滞血瘀、阴虚阳亢、痰瘀互结和心脾两虚证。

【临床表现】病程较久，视网膜静脉反复出血，其色较淡；常伴面色萎黄或㿠白，心悸健忘，肢体倦怠，少气懒言，月经量少或淋沥不尽，纳差便溏。舌淡胖，脉弱。

【证机概要】心脾两虚，虚火上炎，损伤脉络，或心血不足，脾气虚弱，血失统摄，血溢脉外。

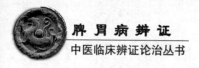

【治法】养心健脾，益气摄血。

【方药】归脾汤加减。

纳差腹胀，去大枣、龙眼肉，加神曲、陈皮、砂仁以理气和中；视网膜出血色较淡，可加阿胶以补血止血。

### 16. 阳痿（心脾亏虚）

阳痿是指成年男子性交时，由于阴茎痿软不举，或举而不坚，或坚而不久，无法进行正常性生活的病证。西医学中各种功能及器质性疾病造成的阳痿可参照本节辨证论治。

《中医内科学》分为命门火衰、心脾亏虚、肝郁不舒、惊恐伤肾和湿热下注证。

【临床表现】阳痿不举，心悸，失眠多梦，神疲乏力，面色萎黄，食少纳呆，腹胀便溏。舌淡，苔薄白，脉细弱。

【证机概要】心脾两虚，气血乏源，宗筋失养。

【治法】补益心脾。

【方药】归脾汤加减。

本方益气健脾，养心补血，适用于心脾不足、气血虚弱之证。

方中党参、黄芪、白术、茯苓补气助运；当归、熟地黄、枣仁、远志养血安神；仙灵脾、补骨脂、九香虫、阳起石温补肾阳；木香、香附理气解郁。

夜寐不酣，可加夜交藤、合欢皮、柏子仁养心安神；若胸脘胀满，泛恶纳呆，属痰湿内盛者，加用半夏、川厚朴、竹茹以燥湿化痰。

### 17. 早泄（心脾亏损）

早泄是指房事时过早射精而影响正常性交而言，是男子性功能障碍的常见病证，多与遗精、阳痿相伴出现。

《中医内科学》将早泄附在"遗精"内，分为肝经湿热、阴虚火旺、心脾亏损和肾气不固证。

【临床表现】早泄，神疲乏力，形体消瘦，面色少华，心悸怔忡，食少便溏。舌淡，脉细。

【证机概要】心脾两虚，精关不固。

【治法】补益心脾。

【方药】归脾汤加减。

方中党参、黄芪、白术、炙甘草益气健脾；当归、生地黄、桂圆肉养血；枣仁、茯神、远志宁神；木香理气；山茱萸、龙骨、金樱子益肾固精。

# 小　　结

心脾两虚证是指脾气亏虚，心血不足，以心悸、神疲、头晕、食少、腹胀、便溏等为主要表现的虚弱证候。

## （一）心脾两虚涉及的病证

心脾两虚涉及的病证有不寐、癫狂、痫病、郁证、产后抑郁、营养性缺铁性贫血、妊娠贫血、心悸、注意力缺陷多动症、五迟五软、胞轮振跳、络损暴盲，心脾亏虚（损）有阳痿、早泄。其他还有心脾气血不足的内伤发热，气血亏虚、心脾失养的眩晕和脾虚心血不足的自汗、盗汗。

## （二）临床表现

### 1. 主症

病证名称即是其主症，如不寐、癫狂、痫病、内伤发热、眩晕、心悸、注意力缺陷多动症、自汗、盗汗、胞轮振跳、阳痿、早泄等。郁证表现为多思善疑，头晕神疲，心悸胆怯，失眠健忘，产后抑郁则发生在产后；营养性缺铁性贫血表现为面

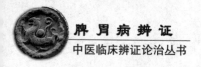

色萎黄或苍白，唇淡甲白，发黄稀疏；妊娠贫血表现在妊娠期间；络损暴盲表现为视网膜静脉反复出血，其色较淡，病程较久。五迟五软的症状为语言发育迟滞，精神呆滞，智力低下，头发生长迟缓，发稀萎黄，四肢痿软，肌肉松弛，口角流涎，吮吸咀嚼无力，或见弄舌。由于心脾两虚，故这些病的病程较长，程度较轻，容易反复。

**2. 兼症**

心虚可伴语言无序、心悸气短、失眠多梦、心烦健忘、怔忡欠安等。脾虚可伴头晕目眩、四肢倦怠、神疲乏力、倦怠懒言、腹胀便溏、面色少华、体瘦纳呆等。

**（三）舌象与脉象**

**1. 舌象**

多数舌淡，有的淡胖，苔薄、薄白，也有的白腻、苔少。

**2. 脉象**

多数为脉细、细弱，也有的沉细而弱。指纹色淡或淡红。

**（四）代表方**

**1. 归脾汤**

在 17 个病证中，用归脾汤的有 13 个。归脾汤为补益剂中的补血方。

功用：益气补血，健脾养心。

主治：心脾气血两虚证和脾不统血证。本节用于心脾两虚的不寐、痫病（合六君子汤，儿科只用六君子汤）、郁证、产后抑郁、内伤发热、眩晕、营养性缺铁性贫血、妊娠贫血、心悸、自汗盗汗、注意力缺陷多动症（合甘麦大枣汤）、胞轮振跳、络损暴盲和心脾亏虚的阳痿、早泄。

现代应用：现代常用于胃及十二指肠溃疡出血、再生障碍性贫血、血小板减少性紫癜、神经衰弱、心脏病等属心脾气血两虚及脾不统血者。

**2. 养心汤**

有《证治准绳》方和《傅青主产后编》方。前者治心血不足、惊惕不宁；后者治产后心血不足、神志不安。两方相比，都用了炙黄芪、茯神、柏子仁、川芎、远志、人参、炙甘草、五味子、生姜。前者除没用麦冬外，多用了半夏曲、当归、炒枣仁、肉桂、大枣、白茯苓。本节合越鞠丸（理气剂中的行气方，可行气解郁，治疗以气郁为主的气、血、痰、火、湿、食六郁证）用于心脾两虚之癫狂，或用于产后抑郁。用药与前两方不完全相同，基本以《证治准绳》方为主。

**3. 调元散**

功用：健脾养心，补益气血。

主治：五迟五软。

加减：语迟失聪，加远志、郁金；发迟难长，加何首乌、肉苁蓉；四肢痿软，加桂枝；口角流涎，加益智仁；气虚阳衰，加肉桂、附子；脉弱无力，加五味子、麦冬。

**4. 茯神散**

功用：健脾益气，养心安神。

主治：本节用于产后抑郁（或归脾汤，或养心汤）。

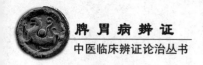

# 附录

# 脾胃病常用方剂

## 一 画

一贯煎 川楝子 当归 生地 沙参 枸杞子 麦冬

## 二 画

二陈汤 陈皮 半夏 茯苓 甘草

丁香散 丁香 柿蒂 甘草 高良姜

十灰散 大蓟 小蓟 荷叶 侧柏叶 白茅根 茜草根 栀子 大黄 牡丹皮 棕榈皮

十全流气饮 陈皮 赤茯苓 乌药 川芎 当归 白芍 香附 甘草 青皮 木香 生姜 大枣

七味白术散 人参 白术 茯苓 甘草 藿香叶 木香 葛根

人参五味子汤 人参 白术 云苓 五味子 麦冬 甘草

八珍汤 人参 白术 茯苓 甘草 熟地 当归 川芎 白芍

## 三 画

三仁汤 杏仁 白蔻仁 薏苡仁 滑石 白通草 竹叶 厚朴 半夏

大承气汤 大黄 厚朴 枳实 芒硝

**小儿化湿汤**　苍术　陈皮　茯苓　泽泻　炒麦芽　六一散

**小半夏汤**　半夏　生姜

**小青龙汤**　麻黄　芍药　细辛　干姜　甘草　桂枝　五味子　半夏

**小建中汤**　桂枝　甘草　大枣　芍药　生姜　胶饴

**小承气汤**　大黄　厚朴　枳实

**己椒苈黄丸**　防己　椒目　葶苈子　大黄

# 四　画

**五皮饮**　大腹皮　桑白皮　茯苓皮　生姜皮　陈橘皮

**五苓散**　桂枝　白术　茯苓　猪苓　泽泻

**五味消毒饮**　金银花　野菊花　蒲公英　紫花地丁　紫背天葵子

**五神汤**　茯苓　牛膝　金银花　车前子　紫花地丁

**不换金正气散**　厚朴　藿香　半夏　苍术　陈皮　炙甘草

**少腹逐瘀汤**　小茴香　干姜　延胡索　没药　当归　川芎　官桂　赤芍　蒲黄　五灵脂

**中满分消丸**　人参　白术　茯苓　甘草　猪苓　半夏　橘皮　干姜　姜黄　砂仁　泽泻　知母　黄芩　黄连　枳实　厚朴

**内疏黄连汤**　栀子　连翘　薄荷　甘草　黄芩　桔梗　大黄　当归　白芍　木香　槟榔

**化坚二陈丸**　陈皮　半夏　茯苓　生草　川黄连　炒僵蚕

**化斑解毒汤**　玄参　知母　石膏　人中黄　黄连　升麻　连翘　牛蒡子　甘草　淡竹叶

**丹参饮**　丹参　檀香　砂仁

**丹栀逍遥散**　当归　白芍　柴胡　白术　茯苓　炙甘草　生姜　薄荷　丹皮　栀子

**乌药散**　乌药　木香　桂心　青橘皮　莪术

**六君子汤**　党参　白术　茯苓　甘草　半夏　陈皮　生姜　大枣

# 五　画

**玉女煎**　生石膏　熟地　麦冬　知母　牛膝

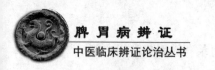

**玉屏风散** 防风 黄芪 白术

**正容汤** 羌活 白附子 防风 秦艽 胆南星 半夏 白僵蚕 木瓜 甘草 黄松节 生姜

**甘遂半夏汤** 甘遂 半夏 芍药 甘草

**甘露消毒丹** 滑石 绵茵陈 淡黄芩 石菖蒲 川贝母 木通 藿香 射干 连翘 薄荷 白豆蔻

**左金丸** 黄连 吴茱萸

**龙胆泻肝汤** 龙胆草 黄芩 栀子 泽泻 木通 车前子 当归 生地 柴胡 甘草

**归脾汤** 红参 白术 黄芪 茯苓 当归 龙眼肉 酸枣仁 远志 木香 仙鹤草 白及

**四七汤** 半夏 茯苓 紫苏叶 厚朴

**四君子汤** 人参 白术 茯苓 甘草

**四苓散** 白术 茯苓 猪苓 泽泻

**四物汤** 当归 川芎 地黄 芍药

**失笑散** 蒲黄 五灵脂

**白术散** 白术 川芎 蜀椒 牡蛎

**白头翁汤** 白头翁 秦皮 黄连 黄柏

**瓜蒌牛蒡汤** 瓜蒌仁 牛蒡子 花粉 黄芩 陈皮 生栀子 连翘 皂角刺 金银花 生草 陈皮 柴胡

**半夏白术天麻汤** 半夏 白术 天麻 茯苓 甘草 生姜 大枣

**半夏泻心汤** 半夏 黄连 黄芩 干姜 党参 炙甘草 大枣

**半硫丸** 半夏 硫黄

**加味四君子汤** 茯苓 白扁豆 人参 白术 茯苓 甘草

# 六　画

**芍药甘草汤** 芍药 甘草

**当归芍药散** 当归 芍药 川芎 茯苓 白术 泽泻

**竹叶石膏汤** 竹叶 石膏 麦冬 人参 半夏 粳米 甘草

**竹叶泻经汤**　柴胡　栀子　羌活　升麻　黄芩　黄连　大黄　炙甘草　茯苓　泽泻　赤芍药　草决明　车前子　竹叶

**安老汤**　党参　黄芪　白术　熟地　山茱萸　当归　阿胶　制香附　木耳炭　荆芥穗　甘草

**安冲汤**　白术　黄芪　生龙骨　生牡蛎　生地　白芍　海螵蛸　川续断　茜草

**导痰汤**　半夏　橘红　茯苓　枳实　胆南星　甘草

**异功散**　人参　茯苓　白术　陈皮　甘草

**防风通圣散**　防风　荆芥　连翘　麻黄　薄荷　川芎　当归　炒白芍　白术　山栀子　酒大黄　芒硝　石膏　黄芩　桔梗　甘草　滑石

# 七　画

**苍附导痰丸**　茯苓　半夏　陈皮　甘草　苍术

**苏叶黄连汤**　苏叶　黄连

**辛夷清肺饮**　辛夷　生甘草　煅石膏　生栀子　知母　黄芩　枇杷叶　升麻　百合　麦冬

**沙参麦冬汤**　沙参　玉竹　生草　桑叶　天花粉　麦冬

**完带汤**　人参　白术　白芍　淮山药　苍术　陈皮　柴胡　荆芥　车前子　甘草

**良附丸**　高良姜　香附

**启膈散**　沙参　丹参　茯苓　川贝母　郁金　砂仁　荷叶　杵头糠

**补中益气汤**　黄芪　人参　白术　炙甘草　当归　陈皮　升麻　柴胡

# 八　画

**附子理中汤**　人参　白术　干姜　炙甘草　附子

**苓桂术甘汤**　茯苓　桂枝　白术　甘草

**枇杷清肺饮**　人参　枇杷叶　生甘草　黄连　桑白皮　黄柏

**易黄汤**　山药　芡实　黄柏　车前子　白果

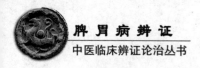
**固本止崩汤** 人参 黄芪 白术 熟地 当归 黑姜

**固冲汤** 白术 黄芪 海螵蛸 茜草根 煅龙骨 煅牡蛎 山茱萸 白芍 棕榈炭 五倍子

**肥儿丸** 人参 白术 茯苓 黄连 胡黄连 使君子肉 焦神曲 炒麦芽 山楂 芦荟 炙甘草

**泻心汤** 黄芩 黄连 大黄 乌贼骨 地榆 白及 小蓟

**泻黄散** 藿香 山栀 石膏 甘草 防风

**泻脾除热饮** 黄芪 防风 茺蔚子 桔梗 大黄 黄芩 车前子 芒硝

**实脾饮** 白术 厚朴 木瓜 木香 草果 槟榔 茯苓 干姜 制附子 炙甘草 生姜 大枣

**参苓白术散** 人参 白术 茯苓 甘草 莲子肉 薏苡仁 缩砂仁 桔梗 白扁豆 山药

**贯众汤** 贯众 苦楝根皮 土荆芥 紫苏

# 九　画

**春泽汤** 泽泻 猪苓 茯苓 白术 桂心 人参 柴胡 麦冬

**茵陈蒿汤** 茵陈 栀子 大黄

**茯苓汤** 当归 川芎 白芍 熟地 白术 茯苓 泽泻 黄芩 栀子 炙甘草 姜汁 厚朴 麦门冬

**茯神散** 人参 黄芪 熟地 白芍 桂心 茯神 琥珀 龙齿 当归 牛膝

**枳术丸** 枳实 白术

**枳实导滞丸** 大黄 枳实 神曲 茯苓 黄芩 黄连 白术 泽泻

**胃苓汤** 苍术 陈皮 厚朴 甘草 泽泻 猪苓 白术 赤茯苓 肉桂

**香苏散** 香附 紫苏 甘草 陈皮

**香砂六君子汤** 人参 白术 茯苓 甘草 半夏 陈皮 木香 砂仁 生姜

**顺气归脾丸**　陈皮　贝母　香附　乌药　当归　白术　茯神　黄芪　酸枣仁　远志　人参　木香　炙甘草　合欢皮

**保和丸**　山楂　神曲　半夏　茯苓　陈皮　连翘　莱菔子

**将军定痛丸**　黄芩　白僵蚕　陈皮　天麻　桔梗　青礞石　白芷　薄荷　大黄　半夏

**养心汤**　人参　黄芪　当归　川芎　茯苓　远志　柏子仁　酸枣仁　五味子　肉桂　甘草

**养胃增液汤**　石斛　乌梅　北沙参　玉竹　甘草　白芍

**举元煎**　人参　黄芪　白术　升麻　炙甘草

# 十画及以上

**除风清脾饮**　陈皮　连翘　防风　知母　元明粉　黄芩　玄参　黄连　荆芥穗　大黄　桔梗　生地

**除湿胃苓汤**　苍术　厚朴　陈皮　猪苓　泽泻　赤茯苓　白术　滑石　防风　山栀子　木通　肉桂　生草

**柴胡清肝汤**　柴胡　当归　白芍　栀子　川芎　黄芩　天花粉　防风　牛蒡子　连翘　甘草

**柴胡疏肝散**　陈皮　柴胡　川芎　枳壳　芍药　甘草　香附

**健脾利水汤**　人参　茯苓皮　紫苏　白术　当归　川芎　大腹皮　陈皮　炙甘草　姜皮

**凉膈散**　大黄　朴硝　甘草　山栀　薄荷叶　黄芩　连翘　竹叶

**益胃汤**　沙参　麦冬　生地　玉竹　冰糖

**调营饮**　赤芍　川芎　当归　莪术　延胡索　槟榔　瞿麦　葶苈子　桑白皮　丹参　大黄

**通幽汤**　当归　升麻　桃仁　红花　甘草　生地　熟地　槟榔

**理中汤**　人参　白术　干姜　甘草

**黄土汤**　甘草　地黄　白术　附子　阿胶　黄芩　黄土

**黄芪建中汤**　黄芪　白芍　桂枝　干姜　甘草　饴糖　大枣

**黄连解毒汤**　黄连　黄柏　黄芩　山栀子

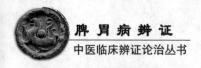

**萆薢渗湿汤** 萆薢 薏苡仁 黄柏 茯苓 车前子 莲子心 白术

**银翘散** 金银花 连翘 桔梗 薄荷 牛蒡子 竹叶 荆芥穗 豆豉 甘草 鲜芦根

**麻黄连轺赤小豆汤** 麻黄 连轺 赤小豆 杏仁 大枣 桑白皮 甘草 生姜

**清中汤** 香附 山栀 陈皮 金铃子 延胡索 甘草 黄连

**清金化痰汤** 黄芩 栀子 桔梗 麦门冬 桑白皮 贝母 知母 瓜蒌仁 橘红 茯苓 甘草

**清咽双和饮** 桔梗 金银花 当归 赤芍 生地 元参 赤苓 荆芥 丹皮 川贝母 甘草 甘葛 前胡

**清咽利膈汤** 荆芥 防风 薄荷 栀子 黄芩 连翘 金银花 黄连 桔梗 甘草 牛蒡子 玄参 生大黄 玄明粉

**清凉甘露饮** 水牛角 银柴胡 茵陈 石斛 枳壳 麦门冬 甘草 生地 黄芩 知母 枇杷叶

**越鞠丸** 苍术 香附 川芎 神曲 栀子

**葛根芩连汤** 葛根 甘草 黄芩 黄连

**痛泻要方** 白术 芍药 陈皮 防风

**温胆汤** 陈皮 半夏 茯苓 甘草 枳实 竹茹

**温脾汤** 大黄 当归 干姜 附子 人参 芒硝 甘草

**缓肝理脾汤** 桂枝 人参 白茯苓 白芍药 白术 陈皮 山药 白扁豆 甘草

**解肝煎** 茯苓 厚朴 半夏 陈皮 苏叶 芍药 砂仁

**增液汤** 玄参 莲心 麦冬 生地

**鲤鱼汤** 鲤鱼 白术 白芍 当归 茯苓 生姜 橘红

**橘皮竹茹汤** 橘皮 竹茹 大枣 人参 生姜 甘草